不眠

寝つきが悪い・眠りが浅い・早く目覚める

睡眠負債・睡眠時無呼吸
不眠症治療の名医が教える
最高の治し方大全

文響社

はじめに

なかなか寝つけない、夜中に何度も起きる、朝早く目が覚める、十分に眠ったはずなのに熟睡感がない——そんな不眠に悩む人は、全国に２０００万人以上もいるといわれています。

たまに寝つけない日があったり、夜中にトイレで起きたりすることは誰もが経験することで、全く問題ないでしょう。しかし、よく眠れない日が毎日のように続く場合は「不眠症」という病気かもしれません。

私たちは毎日、あたりまえのこととして睡眠を取っています。それゆえに健康的な人はふだん、睡眠が、私たちが生きていくうえで必要なもの、疲れた体を休めて健康を維持するために不可欠なものとして意識することはほとんどありません。満足に眠れない日が続いて日中の激しい眠気、体のだるさ、ふらつきなどの苦痛を実感して初めて、睡眠の重要性を思い知らされる人も多いはずです。

みなさんは、そのような不眠の苦しさをよくおわかりだと思います。ですから、不眠から解放される手立てを知るために、本書を手に取られたのではないでしょうか。

本書では、数多くの不眠のセルフケアが紹介されています。不眠症とまでいかない

解説者紹介①

※掲載順

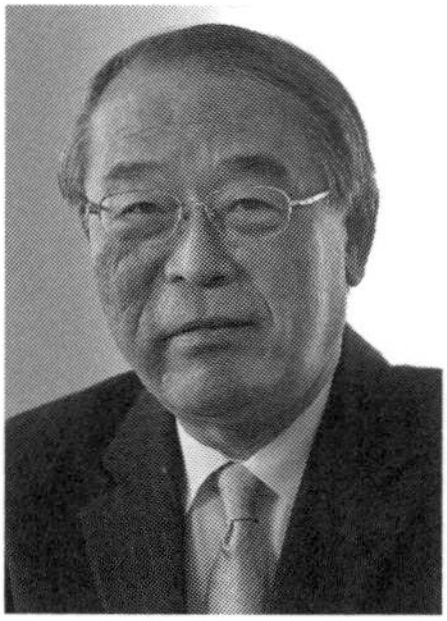

学校法人慈恵大学参与　日本睡眠学会前理事長

伊《い》藤《とう》 洋《ひろし》先生

1978年、東京慈恵会医科大学卒業。東京慈恵会医科大学精神医学講座助手、東京慈恵会医科大学精神医学講座講師、東京慈恵会医科大学精神医学講座助教授を経て、2007年より東京慈恵会医科大学精神医学講座教授。東京慈恵会医科大学附属青戸病院院長、学校法人慈恵大学理事、東京慈恵会医科大学葛飾医療センター院長を歴任し現在、学校法人慈恵大学参与。日本睡眠学会・学会運営委員長（前理事長）、日本時間生物学会評議委員など。

軽度の不眠であれば、病院での治療を受けなくても、いくつかのセルフケアを試すだけで寝つきがよくなり、熟睡感も得られるようになるでしょう。

不眠症が疑われる場合にも、正しい診断や治療法がくわしく紹介されているので、改善につなげることができます。

不眠が起こる背景には、睡眠時無呼吸症候群、むずむず脚症候群、周期性四肢《しし》運動障害といった病気が隠れているケースも少なくありません。それらの治療法も説明されているので、とても参考になると思います。

すぐに寝つける、ぐっすり眠れる、すがすがしい朝を迎えられる、そんなあたりまえの日常を取り戻すためにも、本書をぜひお役立てください。

日本睡眠学会前理事長　伊藤　洋

解説者紹介②

※掲載順

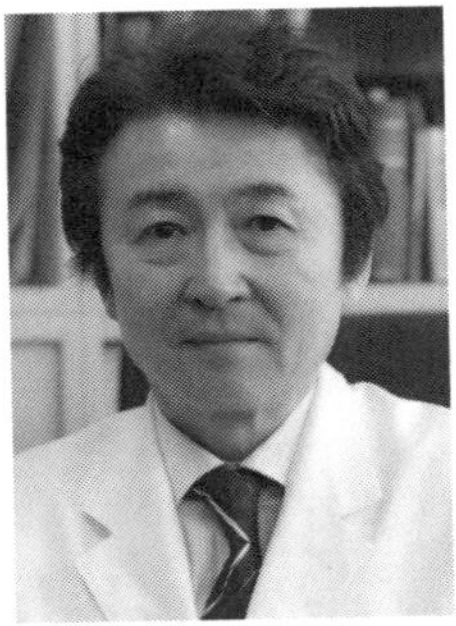

獨協医科大学副学長・大学病院臨床医学統括者
日本睡眠学会副理事長

平《ひら》田《た》幸一《こういち》先生

1980年、獨協医科大学医学部卒業。1986年、同大学大学院修了。スイスにあるチューリッヒ大学神経学教室研究員、獨協医科大学神経内科講師、同大学内科学（神経）主任教授、獨協医科大学病院長などを経て、2019年より獨協医科大学副学長。日本睡眠学会副理事長・専門医、日本神経学会専門医・指導医、日本内科学会総合内科専門医・指導医、日本脳卒中学会専門医、日本老年精神医学会専門医・指導医、日本頭痛学会専門医・指導医など。

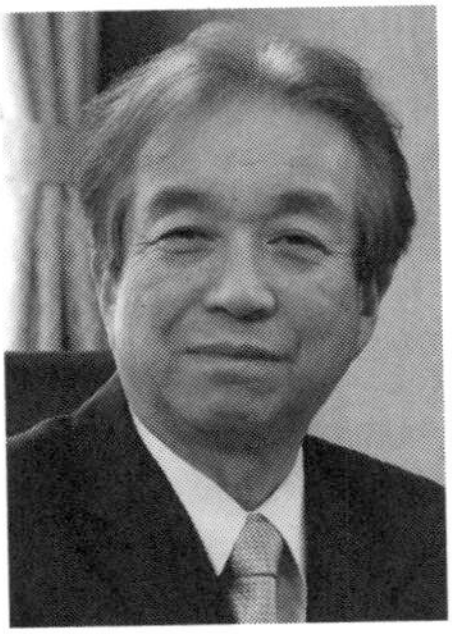

久留米大学学長　久留米大学理事・評議員
日本睡眠学会理事

内村《うちむら》直尚《なおひさ》先生

1982年、久留米大学医学部卒業。1986年、同大学大学院医学研究科生理系専攻博士課程修了。米国のオレゴン健康科学大学へ留学後、久留米大学医学部神経精神医学講座講師、同講座助教授・教授、久留米大学病院副病院長、久留米大学高次脳疾患研究所所長、久留米大学医学部長、久留米大学副学長を経て現職。日本睡眠学会理事。日本精神神経学会代議員、日本臨床精神神経薬理学会理事、日本精神科診断学会評議員、日本不安症学会評議員など。

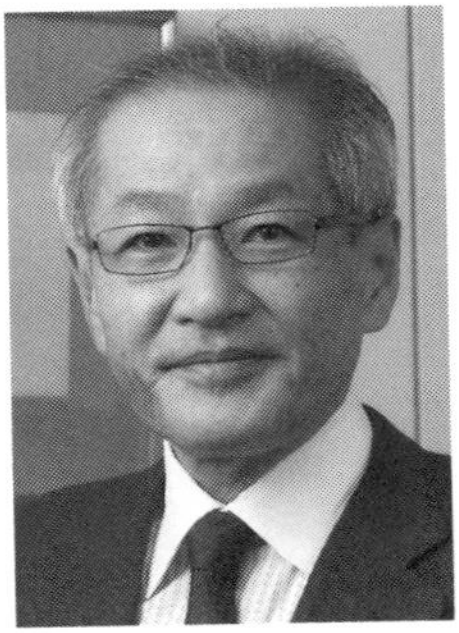

東京医科大学睡眠学講座教授　日本睡眠学会理事
睡眠総合ケアクリニック代々木理事長

井上《いのうえ》雄一《ゆういち》先生

1982年、東京医科大学医学部医学科卒業。1986年、鳥取大学大学院医学研究科博士課程修了。鳥取大学医学部附属病院講師、順天堂大学医学部精神医学講師、財団法人神経研究所研究部部長を経て、2007年より東京医科大学睡眠学講座教授。睡眠総合ケアクリニック代々木理事長、日本睡眠学会理事、日本薬物脳波学会理事。著書は、『認知行動療法で改善する不眠症』（すばる舎）、『睡眠障害の診断・治療ガイドライン』（じほう）など多数。

解説者紹介③

※掲載順

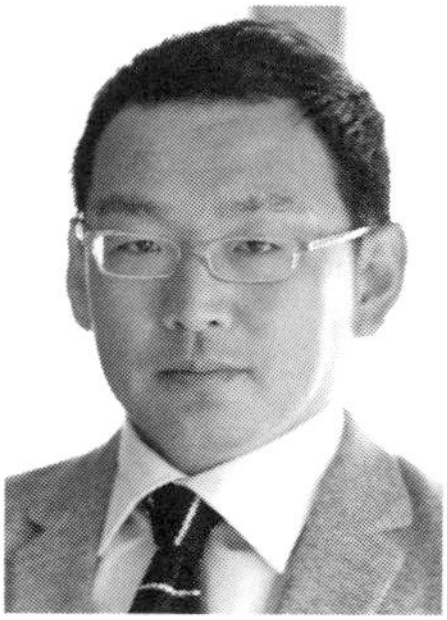

早稲田大学スポーツ科学学術院准教授
日本睡眠学会専門医

西多昌規《にしだまさき》先生

1996年、東京医科歯科大学卒業。ハーバード大学医学部、スタンフォード大学医学部などを経て、2017年より早稲田大学スポーツ科学学術院准教授。日本精神神経学会精神科専門医、日本睡眠学会専門医、日本老年精神医学会専門医、日本医師会認定産業医、日本スポーツ協会公認スポーツドクターなど。著書は『悪夢障害』(幻冬舎新書)、『休む技術』(大和書房) など多数。

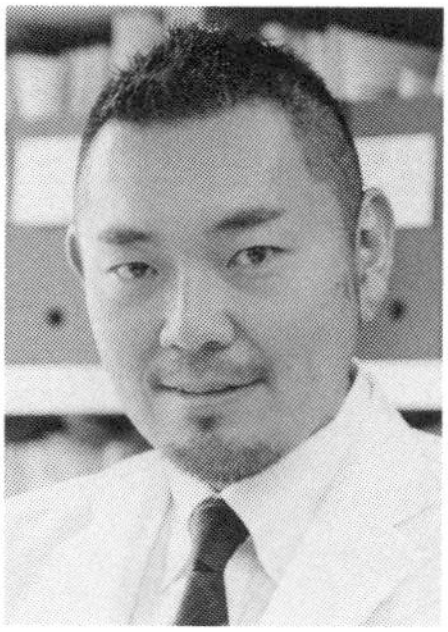

ＲＥＳＭ新横浜　睡眠・呼吸メディカルケアクリニック院長
日本睡眠学会専門医

白濱龍太郎《しらはまりゅうたろう》先生

筑波大学卒業。東京医科歯科大学大学院統合呼吸器学修了。同大学睡眠制御学快眠センター等での臨床経験や総合病院等で睡眠センターの設立・運営の経験を生かし、睡眠・呼吸の悩みを総合的に診断、治療可能な医療機関をめざし、2013年にＲＥＳＭ新横浜　睡眠・呼吸メディカルケアクリニックを設立。2018年にハーバード大学公衆衛生大学院の客員研究員として先端の睡眠研究に従事。社会医学系指導医、日本睡眠学会専門医など。

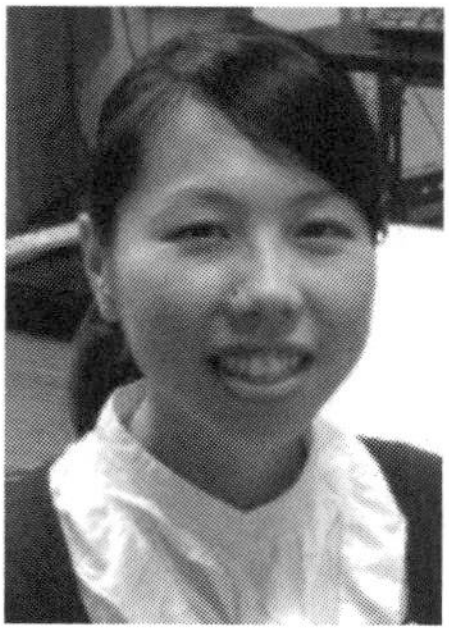

広島大学大学院人間社会科学研究科准教授
日本睡眠学会評議員

小川景子《おがわけいこ》先生

2006年、広島大学大学院生物圏科学研究科博士課程後期を修了。広島大学大学院生物圏科学研究科、日本学術振興会特別研究員 (PD)、早稲田大学スポーツ科学学術院、フランス国立科学研究センター (CNRS)、早稲田大学スポーツ科学学術院助手、広島大学大学院総合科学研究科助教を経て、2012年より広島大学大学院総合科学研究科 (人間社会科学研究科) 准教授。日本睡眠学会評議員。

目次

第2章 不眠の症状や原因についての疑問14 …… 39

第3章 診察・検査・治療についての疑問15 57

第4章　不眠症のタイプ①「入眠障害」についての疑問12

第5章　不眠症のタイプ②「中途覚醒」についての疑問11

第6章 不眠症のタイプ③「早朝覚醒」についての疑問8 …… 113

第7章　不眠症のタイプ④「熟眠障害」についての疑問9

第8章　薬物療法についての疑問18

第9章 不眠のセルフケア①「運動」についての疑問10

第10章 不眠のセルフケア② 「食事・嗜好品」についての疑問6

第11章 不眠のセルフケア③ 「睡眠習慣・環境」についての疑問14

第1章

不眠とはどんな病気？
眠りの疑問15

Q1 よく眠れず悩んでいます。これは不眠ですか？ 不眠と不眠症は何が違いますか？

ひと口に「不眠」といっても、ひと晩だけ眠れないといった軽いものから、数ヵ月にわたって十分な睡眠が取れないような重いものまで、症状は人それぞれ違います。

不眠の症状（睡眠障害）には、寝つきの悪い「入眠障害」、夜間に目が覚める「中途覚醒《かくせい》」、早朝に目が覚める「早朝覚醒」、ぐっすり眠れたという満足感が乏しい「熟眠障害」があります（くわしくはQ16参照）。こうした症状に心当たりのある人は、「不眠症」の可能性があります。

睡眠障害があっても症状が軽ければ、不十分とはいえ眠ることはできます。しかし、眠りの量や質に問題があるため、睡眠を取っても脳や体は十分に休まりません。その状態が続いて不眠症という病気に進行すると、入眠しにくい、眠りが浅い、熟睡感がないといった症状に加えて、日中に強い眠気や倦怠《けんたい》感を感じたり、意欲や集中力が低下したりするなど、さまざまな不調に悩まされることになります。

睡眠障害の国際分類（ＩＣＳＤ－３）によると、不眠は3ヵ月以上持続する「慢性不眠」、それ以下の「短期不眠」に分類されています。そのほか、一時的なストレスや時差ボケなどで数日間眠れなくなる「一過性不眠」、仕事や家庭の持続的なストレスで1〜3週間眠れなくなる「短期不眠」、病気やアルコール、薬の副作用、加齢、体内時計（概日リズム、Q11参照）の乱れなどが原因で1ヵ月以上眠れなくなる「長期不眠」の3タイプに分ける分類法もあります。このうち、**1ヵ月以上眠れなくなる長期不眠に陥った場合に、不眠症と診断**されます。

一過性不眠であれば、たいてい自然に治ります。しかし、短期不眠や長期不眠になると自然には治りにくいため、早めの治療が必要になります。

なお、不眠を招く病態として睡眠時無呼吸症候群（Q80参照）、うつ病、認知症、パーキンソン病、気管支ぜんそく、心不全、腎臓《じんぞう》病といった病気が隠れているケースが少なくありません。ですから、眠れない状態が続いたら、早めに睡眠外来や心療内科などを受診して不眠の治療を開始するとともに、別の病気の有無を調べることも大切です。

（伊藤　洋）

不眠のタイプ

●一過性不眠
ふだんの睡眠に問題はなくても、急性のストレスや時差ボケなどが原因で数日間眠れなくなる。治療を受けなくても治ることが多い。

●短期不眠
仕事や家庭の問題、病気など比較的長期のストレスが原因で１〜３週間眠れなくなる。治療では、いくつかの睡眠薬を使い分ける。

●長期不眠
１ヵ月以上眠れなくなる重症の不眠（不眠症）。病気、薬の副作用、加齢、体内時計の乱れなど、さまざまな要因が考えられる。

Q2 不眠の自覚はないけれど、寝ても疲れが取れません。これも不眠ですか？

不眠の自覚はなくても、起床直後に疲れやだるさ、体のさまざまな不調を感じるようなら、睡眠障害の一つである「**熟眠障害**」（Q20参照）の可能性が高いでしょう。

通常、睡眠障害や不眠症になると寝つきが悪かったり、夜中に目が覚めたり、全く眠れなかったりするので、眠りになんらかの問題があると気づくものです。しかし、熟眠障害の場合には、ふつうに眠れていることが多く、疲れが多少たまっても、本人が不眠だと自覚していないケースが少なくありません。

熟眠障害を察知するためには、日中の体調の変化が手がかりになります。**毎日よく眠っているはずなのに、①疲労感・不快感、②注意力・集中力・記憶力の低下、③日中の眠気、④職業能力・学力の低下、⑤気分障害・イライラ感、⑥やる気のなさ、⑦仕事のミス・自動車の運転中のミス、⑧頭痛・消化器症状といったことに心当たりがある場合は、熟眠障害が疑われます。**また、熟眠障害を招く原因としては、睡眠時無呼吸症候群（Q80参照）などがあげられます。

（伊藤　洋）

Q3 不眠の有無がわかるセルフ診断があると聞きました。くわしく教えてください。

あなたが悩んでいる睡眠トラブルが、たまたま一時的に眠れない不眠なのか、それとも病気の不眠症なのかは、専門医の診察を受けなければ正確にはわかりません。とはいえ、**自分の睡眠の実態を客観的に把握できる自己チェック法があります。それが、「アテネ不眠尺度（AIS）」です。**

アテネ不眠尺度は、WHO（世界保健機関）主導で設立された「睡眠と健康に関する世界プロジェクト」が作成した世界共通の不眠判定法で、8項目の質問に答えて自分の睡眠の実態を明らかにする方法です（20〜21ページのチェック表参照）。これによって自分に睡眠障害、不眠症の疑いがあるかどうかがわかります。

ただし、アテネ不眠尺度の目的は、睡眠トラブルの程度を判定することよりも、眠れない状況や原因をある程度特定することにあります。アテネ不眠尺度によって、寝つきが悪いのか、夜間に目が覚めるのか、日中の眠気はどうかといったことがわかれば、みなさんが悩む不眠を改善するための手がかりとなるでしょう。

（伊藤　洋）

⑥日中の気分は？ ※滅入る＝元気がなくなり、暗い気分になること

A. いつもどおり
B. 少し滅入った
C. かなり滅入った
D. 非常に滅入った

⑦日中の身体的および精神的な活動の状態は？

A. いつもどおり
B. 少し低下した
C. かなり低下した
D. 非常に低下した

⑧日中の眠気はある？

A. 全くない
B. 少しある
C. かなりある
D. 激しい

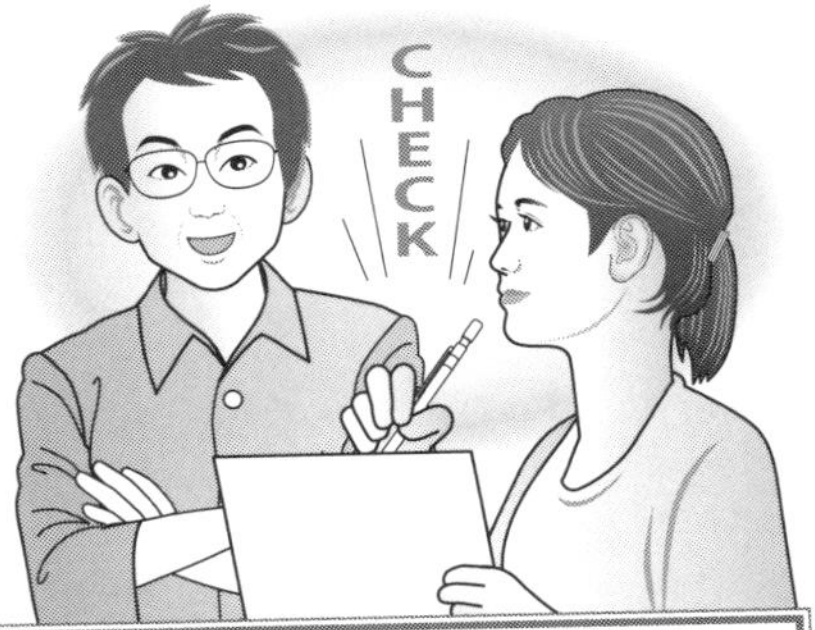

【配点】

A＝0点、B＝1点、C＝2点、D＝3点
→8項目で合計点を計算する

[①　　点]＋[②　　点]＋[③　　点]＋[④　　点]＋
[⑤　　点]＋[⑥　　点]＋[⑦　　点]＋[⑧　　点]
＝合計　　点

【合計点による判定】

●1～3点……睡眠を取れている
●4～5点……不眠症の疑いが少しある
●6点以上……不眠症である可能性が高い
（10点以上なら医師に相談したほうがいい）

※あくまでも目安です。確定診断は医療機関でお受けください。

アテネ不眠尺度（AIS）による自己チェック表

●それぞれの項目から過去１ヵ月間に週3日以上経験したものを選ぶ

①寝つきは？（寝床に入ってから眠るまでに要する時間）
A.いつも寝つきはいい
B.いつもより少し時間がかかった
C.いつもよりかなり時間がかかった
D.いつもより非常に時間がかかった。あるいは、全く眠れなかった

②夜間、睡眠途中で目が覚める？
A. 問題になるほどのことはなかった
B. 少し困ることがある
C. かなり困っている
D. 深刻な状態。あるいは、全く眠れなかった

③希望する起床時間より早く目覚め、それ以上眠れない？
A. そのようなことはなかった
B. 少し早かった
C. かなり早かった
D. 非常に早かった。あるいは、全く眠れなかった

④１日の睡眠時間は足りている？
A. 十分である
B. 少し足りない
C. かなり足りない
D. まったく足りない。あるいは、全く眠れなかった

⑤全体的な睡眠の質は？
A. 満足している
B. 少し不満である
C. かなり不満である
D. 非常に不満である。あるいは、全く眠れなかった

Q4 そもそも、睡眠はなぜ必要なのですか？

私たちが眠るのは、脳や体を休めるためです。ただし、睡眠の必要性について、まだ十分には解明されていません。これまでに行われた研究によると、睡眠は「心の健康」と「体の健康」を維持するために必要なのではないかと考えられています。

眠りに就くと、「浅い眠り（レム睡眠）」と「深い眠り（ノンレム睡眠）」を周期的にくり返して脳や体を休めます（Q5参照）。実は、この2種類の眠りが、私たちの健康にとって違う役割を担っているのです。

まず、浅い眠りのレム睡眠はストレスを受けたり、学習したりすると増大することがわかっています。そのため、レム睡眠には、ストレスを発散したり、記憶を固定したりする働きがあると考えられています。また、レム睡眠中には性欲や破壊衝動が解放されるという仮説もあり、心のバランスを保つことにも関係しているようです。

次に、深い眠りのノンレム睡眠のときには、成長ホルモンが脳下垂体から盛んに分《ぶん》泌《ぴつ》されることがわかっています。**成長ホルモンは、その名のとおり、骨を太く大きくしたり、筋肉を発達させたりして成長を促すホルモンです。同時に、エネルギーの産**

睡眠欲求と覚醒力の関係

※出典：厚生労働省（e- ヘルスネット）

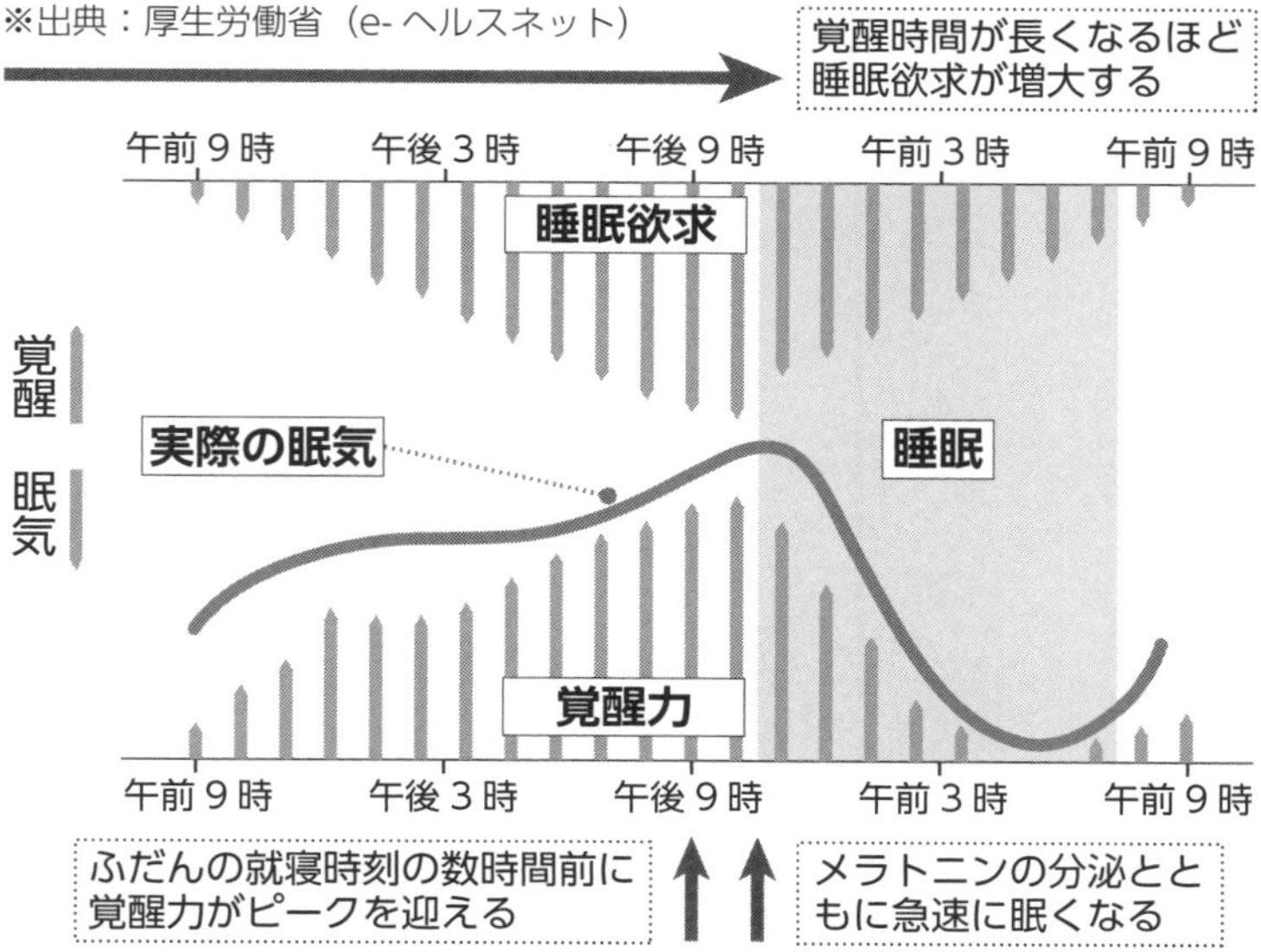

生を促したり、体の傷を修復したりする働きもあるので、脳や体の疲れを取り、健康を保つために重要なホルモンといえます。

このように睡眠は生きるために欠かせない生理現象であることから、私たちの体には、眠りに就くためのサイクルが備わっています。具体的には、覚醒《かくせい》力と睡眠欲求という二つの働きの力関係が24時間の中で変化し、特定の時間に眠くなったり、目覚めたりするのです（上の図参照）。そして、覚醒している時間が長くなるほど睡眠欲求が強くなり、夜間にメラトニンというホルモンが分泌《ぶんぴつ》されて眠りにつきます。（平田幸一）

Q5 私たちは睡眠中に「浅い眠り」と「深い眠り」をくり返しているそうですが、なぜですか？

私たちの眠りには、浅い眠りの「レム睡眠」※と深い眠りの「ノンレム睡眠」があり、ひと晩のうちに、これを交互に約90分の周期で4～6回くり返します（左ページの図参照）。

では、二つの睡眠の特徴を説明しましょう。

まず、**レム睡眠は、眠っているものの覚醒《かくせい》度が比較的高く、脳が働いている状態です。**そのため、レム睡眠のときは眼球がキョロキョロと動いているほか、脳に保管されている記憶から情報をランダムに読み出して夢を見ることがあります。

しかし、レム睡眠中は、体に力が入らない、いわゆる金しばり状態になっています。これは、睡眠中枢の働きで脳からの運動指令が遮断《しゃだん》され、全身の筋肉が弛緩《しかん》してしまうためです。このことから、レム睡眠には筋肉などの運動器を休める役割があると推察されます。また、レム睡眠は、眠りの後半にかけて徐々に時間が長くなります。これは眠って休んでいる脳を活性化し、朝のタイミングに目覚めやすくするためです。

一方、**ノンレム睡眠は、大脳皮質の活動が低下して眼球が動かなくなり、夢を見る**

※レム（REM）とはRapid Eye Movement（急速眼球運動）の略で、レム睡眠は眼球運動を伴う浅い眠り、ノンレム睡眠は眼球運動を伴わない深い眠りのこと

健康な人の睡眠パターン

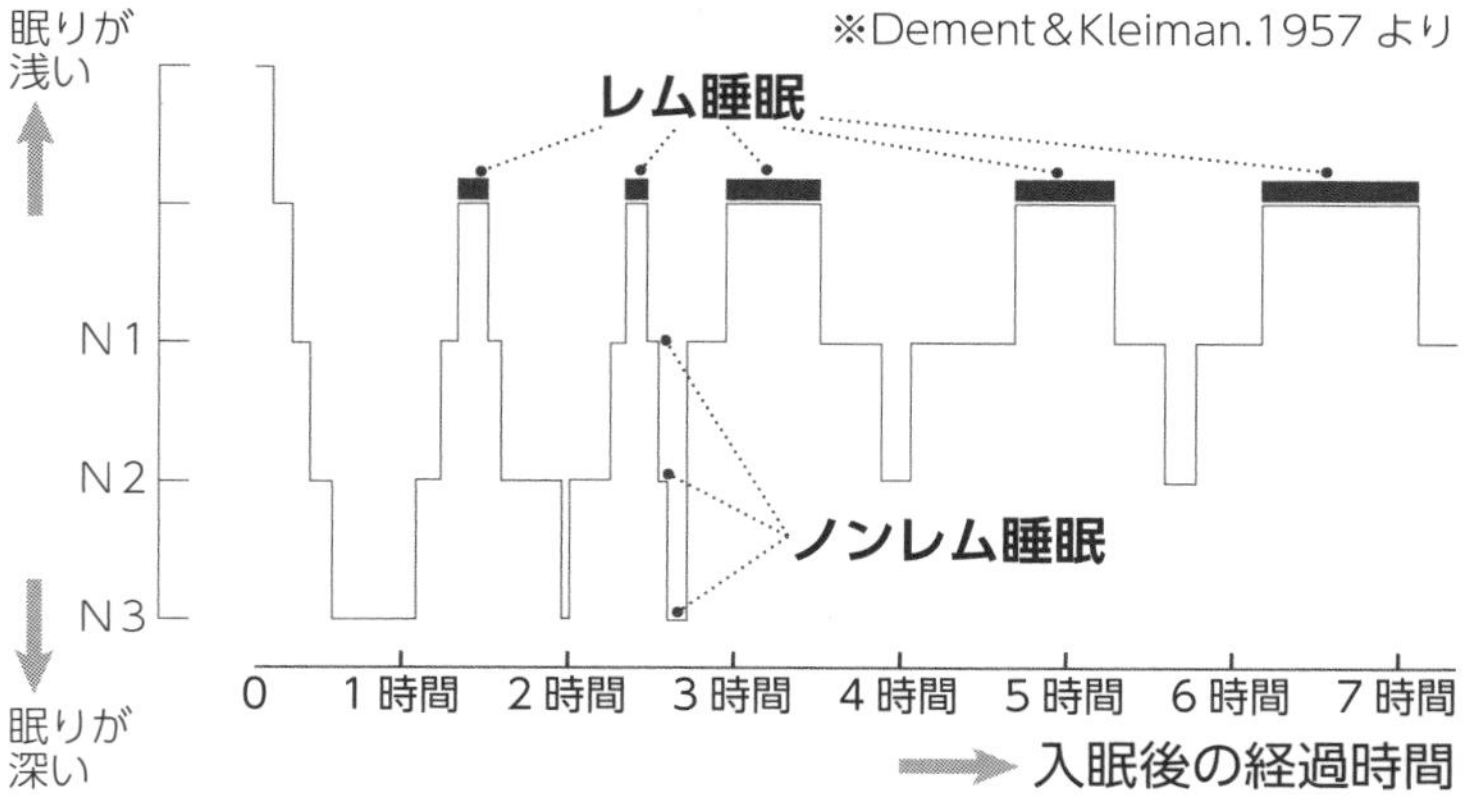

こともほとんどない、深く眠りに就いた状態です。ノンレム睡眠中は、血圧、心拍数、呼吸数は低下しており、体の疲れや傷を回復する成長ホルモンが分泌《ぶんぴつ》されます。こうしたことから、ノンレム睡眠は、脳を休ませ、体の回復を促す役割を担っているといえます。

ひと口にノンレム睡眠といっても、N1〜N3の3段階に分かれます。電車での居眠りにたとえると、N1は姿勢を保っていられる状態、N2は首の位置を保持できず隣の人に寄りかかってしまう状態です。N3（徐波睡眠ともいう）は完全な熟睡状態で、電車内でこの段階に至ると終点の駅まで目覚めることはないでしょう。

このように浅い眠りと深い眠りをくり返すのは、限られた睡眠時間の中で効率よく睡眠を取るためと考えられます。

（平田幸一）

Q6 睡眠時間は何時間が理想ですか？ こま切れ睡眠や昼寝も睡眠時間に入りますか？

一般的に、理想の睡眠時間は7〜8時間といわれています。しかし、年齢や日中の活動量などによって個人差があり、実際に必要とする睡眠時間は大きく違います。

欧米で行われた試験を紹介しましょう。5歳から102歳までの3577人を対象とした脳波測定のデータによると、各年齢の睡眠時間は、5歳は8・91時間、20歳は7・44時間、40歳は6・46時間、65歳は6・05時間、85歳は5・30時間でした。この結果から、加齢とともに睡眠時間が短くなることがわかります。

また、**ひと晩に必要な睡眠時間は、未成年なら8〜9時間、成人なら6〜8時間くらいが目安と考えられています。**中高年・高齢者は平均睡眠時間が5〜6時間なので、若いころのように8時間眠れなくなったとしても、心配する必要はありません。

なお、ここでいう睡眠時間とは、夜から朝まで周期的に「浅い眠り（レム睡眠）」と「深い眠り（ノンレム睡眠）」をくり返す連続的な就寝時間（Q5参照）です。**こま切れ睡眠（仮眠）や昼寝をした時間は、睡眠時間には入れません。**

（平田幸一）

Q７　なぜ、私たちは不眠になるのでしょうか？

不眠は、三つの要因が複合的に重なって起こると考えられています。その不眠を招く三つの要因とは、①「素因」（Predisposing Factor）、②「増悪因子」（Precipitating Factor）、③「遷延《せんえん》因子」（Perpetuating Factor）です。

これらは、頭文字がＰであることから「３Ｐモデル」とも呼ばれています。少し専門的な話になりますが、３Ｐモデルの各要因について説明しましょう。

第一のＰの素因とは、性格（心配性・神経質）、ストレスに対する弱さ、加齢、性差（男性よりも女性）といった不眠になりやすい性質や体質のことです。例えば、神経質な人の場合には、枕《まくら》が替わると眠りにくい、といったことが起こります。しかし、この素因だけで不眠症になるようなことはありません。

第二のＰの増悪因子とは、素因がある人の不眠傾向を悪化させるもので、一般的に、これが不眠の原因といわれます。例えば、ストレス、騒音、アルコール、病気やその症状（痛み、かゆみ、頻尿、うつ症状など）、薬の副作用などです。素因に増悪因子が加わると、一過性不眠や短期不眠（ともにＱ１参照）が起こりやすくなります。

不眠を招く3つの要因（3Pモデル）

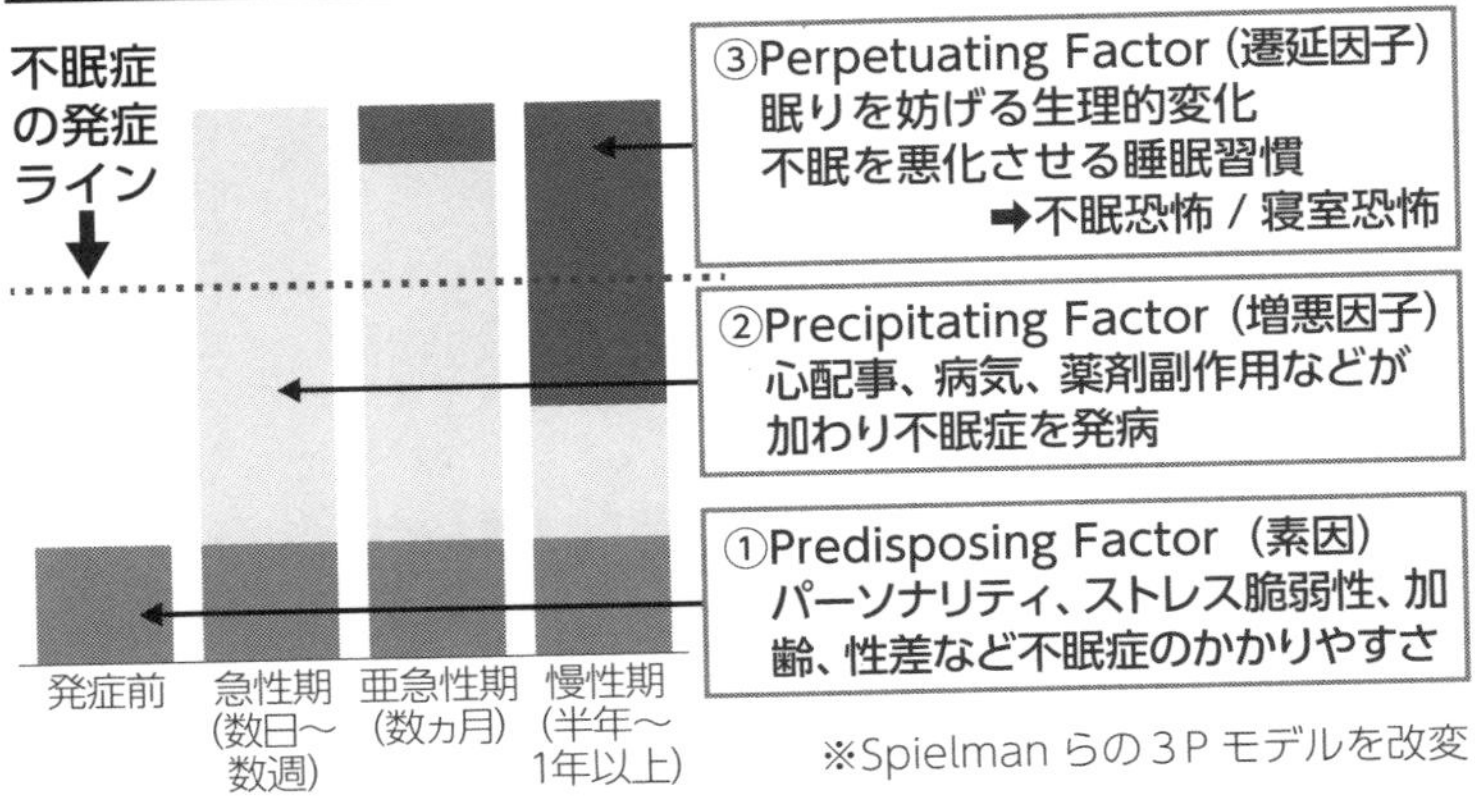

※Spielmanらの3Pモデルを改変

第三のPの遷延因子とは、不眠症を慢性化させ、治りにくくするもので、「不眠を悪化させる睡眠習慣」と、その結果として起こる「眠りを妨げる生理的な変化」があります。

不眠を悪化させる睡眠習慣は、早い時間に寝ようとしたり、長時間昼寝をしたりすることです。布団の中で眠れずに悶々《もんもん》とした時間を過ごしたり、眠りに対する誤った思い込み（必ず8時間眠らなければならないなど）をしたりすることも、好ましくない睡眠習慣といえるでしょう。

そのように睡眠習慣が乱れて不眠が長く続くと、自律神経（意志とは無関係に血管や内臓の働きを支配する神経）が乱れて体が常に緊張します。さらに、心拍数が増えたり、脳からストレスホルモン（コルチゾール）が過剰に分泌《ぶんぴつ》されたりして、やがて不眠症へと進行してしまうのです。（平田幸一）

Q8 日本人は5人に1人が不眠に悩んでいると聞きますが、本当ですか？

厚生労働省が全国の3歳から99歳までの6466人を対象に行った睡眠についての調査によると、現在、睡眠トラブルで悩んでいる人は19・6％と報告されています。つまり、**日本人の5人に1人（2000万人以上）が、不眠に悩まされているのです。**また、過去に睡眠で困った経験がある割合は36・4％となっていることから、非常に多くの人が睡眠障害や不眠症に苦しまされている状況がうかがい知れます。

さらに、厚生労働省の別の調査によると、睡眠薬を3ヵ月に1回以上処方してもらっている成人の割合は4・8％です。したがって、**睡眠薬が必要になるほどの睡眠障害や不眠症に悩まされている日本人は、20人に1人いる計算になります。**

睡眠の問題を抱える人が増えた背景には、高齢人口の増加、パソコンやスマートフォンの普及、24時間型社会による生活リズムの乱れが関係していると考えられます。とりわけ、加齢やストレスなどの影響で眠りが浅くなりがちな中高年・高齢者は、睡眠薬が必要になるケースが多くなります。

（平田幸一）

Q9 最近「睡眠負債」という言葉を聞きますが、これも不眠のことですか？

「睡眠負債」は、睡眠不足が借金（負債）のように積み重なり、それを返せなくなった結果、さまざまな病気の発症リスクが高まることをいいます。これは、米国の故ウィリアム・C・デメント（元スタンフォード大学教授）が提唱した概念で、慢性的な睡眠不足の蓄積が個人の健康だけでなく経済損失をもたらすと警鐘を鳴らしました。

睡眠負債は、不眠の人だけでなく、健康な人も睡眠不足に陥る未病（病気に向かいつつある段階）の状態です。不眠よりも広い意味での睡眠時間の不足、つまり睡眠不足の問題といえるでしょう。

現在の日本では、健康な人も含めて睡眠時間がどんどん短くなっています。国の調査によると、1941年では90％以上の人が午後10時50分には就寝していました。ところが、1970年代では午前0時、2000年では午前1時としだいに遅くなっています。就寝時間が遅くなっても、起床時間はなかなか後ろにずらせないため、夜ふかしした分、睡眠時間が短くなるというわけです。

睡眠負債が蓄積すると病気のリスクが高まる

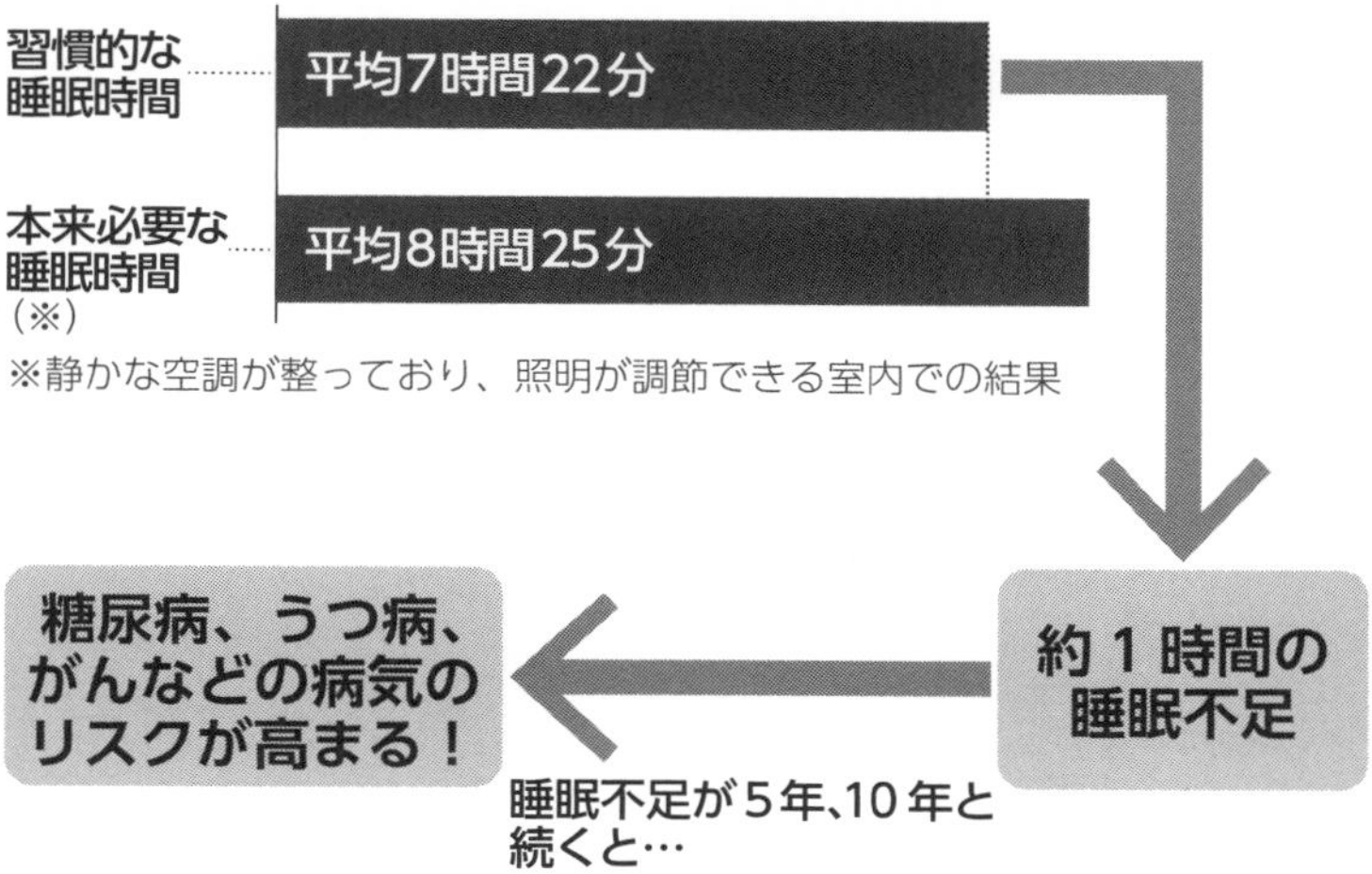

※静かな空調が整っており、照明が調節できる室内での結果

そのように夜型で睡眠不足が常態化すると、睡眠負債に陥ることになります。

では、日本人の睡眠時間はどれだけ不足しているのでしょうか。国立精神・神経医療研究センターが、睡眠不足を自覚していない成人男性を対象に行った試験によると（上の図参照）、習慣的な睡眠時間と本来必要な睡眠時間の差（不足分）は、約1時間とわかりました。この睡眠不足が5年、10年と蓄積すると糖尿病、うつ病、がんなどの病気を招くリスクが高まるのです。

ただし、必要な睡眠時間は年齢によって違うので（Q６参照）、この試験結果がすべての人に当てはまるわけではありません。とはいえ、慢性的な睡眠不足には、くれぐれも注意すべきでしょう。（平田幸一）

Q10 コロナ禍での自粛で就寝時間が遅く、いつも気分が優れません。これも不眠ですか？

コロナ禍《か》で外出自粛が続き、自宅でテレワークなどを行う機会が増えたことで、不眠やうつ症状に悩まされる人が急増しています。そうした症状は、ウイルス感染の恐怖、将来への不安といった精神的なストレスが主な原因ですが、「社会的ジェットラグ」も関係しているのではないか、と考えられています。

社会的ジェットラグとは、社会生活の中で体内時計（概日リズム、Q11参照）とはマッチしない生活を強いられることで生じる一種の時差ボケ状態のこと。気分が滅入ったり、眠れなくなったりすることは、時差ボケの典型的な症状です。

多くの人は、夜早めに寝て朝の6～7時に起きる生活を送っており、体内時計もそれに慣れています。ところが、テレワークの人は寝坊してしまうことが少なくありません。すると、睡眠時間帯がずれ、時差ボケが生じることがあるのです。

コロナ禍の自粛生活で社会的ジェットラグを防ぐためには、会社に出勤しているときと同じ生活パターンを心がけることが重要になります。

（平田幸一）

社会的ジェットラグとは

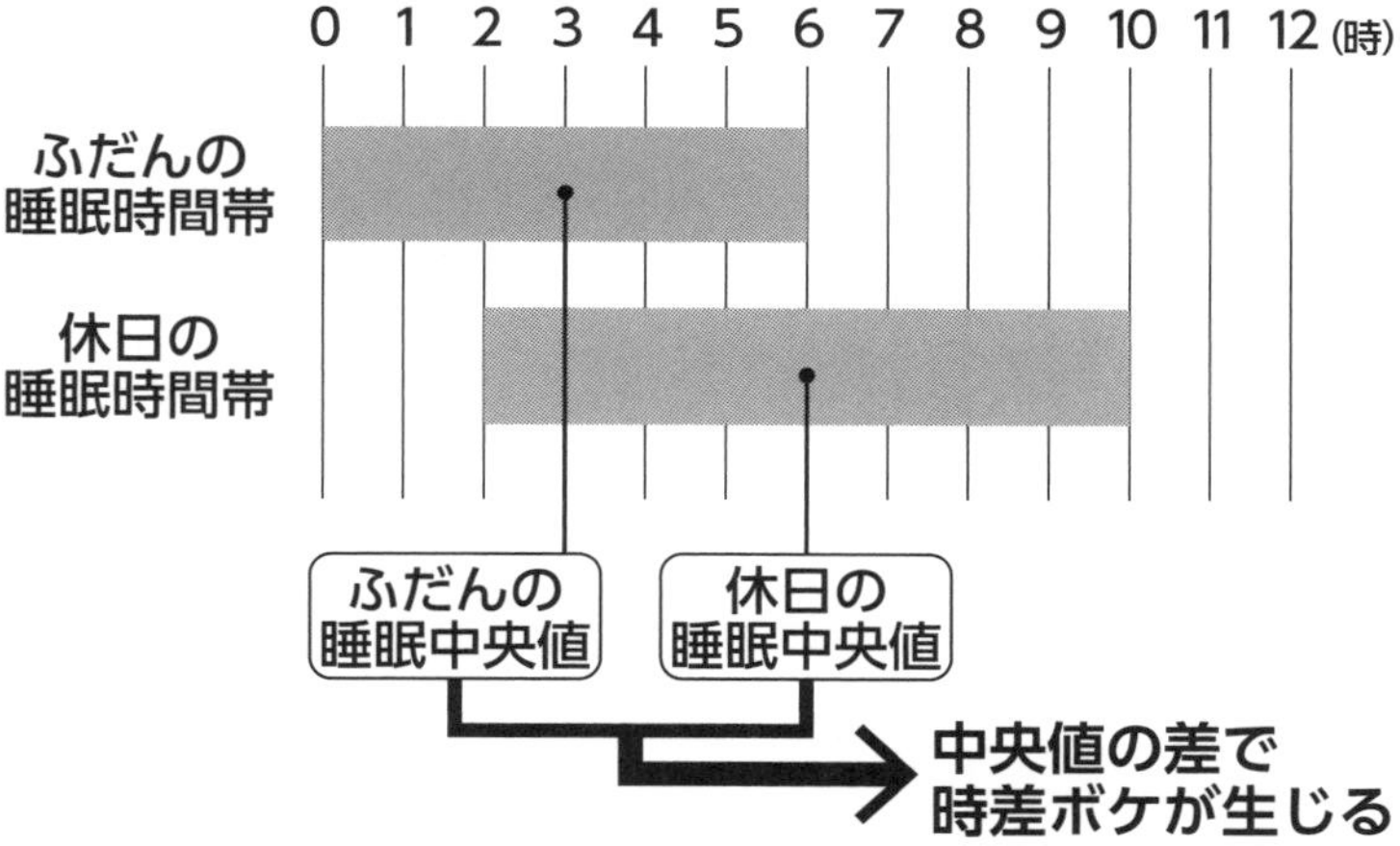

上の図は、ふだんと休日で睡眠時間帯が違う場合の例。２つの睡眠中央値の差を社会的ジェットラグという。

社会的ジェットラグを防ぐための９ヵ条

①毎朝同じ時刻に起床する
②目覚めたら太陽の光を浴びる
③目覚めたら家族や友人にあいさつ、会話をする
（ひとり暮らしの人は電話やインターネットを利用する）
④朝食を同じ時間にとる
⑤日中は明るい環境で過ごす
⑥適度な運動・ストレッチを生活に取り入れる
⑦就寝前に入浴して、心身をリラックスさせる
⑧就寝の１～２時間前から照明の強度を落とす
⑨寝床と居間は別にする
（ワンルームの場合は就寝時以外に布団やベッドを使わない）

※国立精神・神経医療研究センター精神保健研究所　睡眠・覚醒障害研究部「自宅待機（Stay Home）中の睡眠健康を保つコツ」を改変

Q11 時差ボケもいわば不眠でしょうか？治し方はありますか？

「時差ボケ」（時差症候群）は、飛行機で時差が5時間以上ある地域へ渡航したとき、**「体内時計（概日リズム、後述）」**を現地時刻に合わせようとする過程で体に不調が現れる状態です。代表的な症状は、日中の眠気や倦怠感《けんたい》などで、不眠も多発します。

時差ボケによる不眠は、一過性不眠（Q1参照）という一時的な症状なので、しばらくたって体内時計が現地時間に合えば、自然に治ります。

時差ボケにかぎらず、概日リズムの乱れは不眠と深くかかわっています。

概日リズムとは、地球の自転（24時間周期）に合わせて昼夜の変化に体を同調させる生理的な働きです。この働きによって、体温やホルモン分泌《ぶんぴつ》が変化し、覚醒《かくせい》状態と睡眠状態が切り替わります。概日リズムは季節や地域ごとの日照時間の長さに対応するため、24～25時間周期でリズムを刻んでおり、目が光を感じ取ることで地球の自転と同じ周期に同調されます（同調機構という）。不規則な生活を続けると、概日リズムの同調機構がうまく働かなくなり、不眠が起こりやすくなるのです。

（平田幸一）

Q12 不眠は放置していても大丈夫ですか？自然に治りますか？

不眠の多くは、一過性不眠（Ｑ１参照）という一時的な症状です。一過性不眠であれば、心を穏やかに保って規則正しい生活を心がければ、たいてい自然に治ります。

急に眠れなくなるのは、主にストレスなどによって覚醒《かくせい》度が高まるためですが、私たちには恒常性維持機能（ホメオスターシス）という体の状態を一定に保つ働きが備わっています。この機能が働くことで、睡眠と覚醒の正常なバランスが回復して不眠が解消するのです。これを専門的には、レジリアンス（回復力）といいます。

ところが問題なのは、不眠からの回復力が妨げられる場合があることです。その原因は、不適切な睡眠習慣と、それに伴う生理的変化にあります（Ｑ７参照）。例えば、日中に長く昼寝をすると夜に眠れなくなります。そして、不眠状態が続くと、体が緊張したり、体温が上昇したり、心拍数が増加したり、ストレスホルモン（コルチゾール）の分泌《ぶんぴつ》が過剰になったりして覚醒度がいっそう上がります。このような状態になったら、睡眠専門外来などで治療を受けなければなりません。

（平田幸一）

Q13 不眠を放置すると認知症になるリスクが高まるとは本当ですか？

以前から、認知症の人は不眠になりやすいことは知られていました。逆に、不眠になると認知症のリスクが高まることも、最近の研究で明らかになっています。

米国のある研究では、不眠症の女性1282人（平均年齢83歳）を約5年間、追跡調査しました。すると、195人（15％）が認知症を発症し、302人（24％）が軽度認知障害（認知症の前段階。MCIともいう）になっていたのです。

対象者の平均年齢を考えれば、認知症やMCIになってもなんら不思議なことではありません。この研究で興味深いのは、高性能な携行機器（万歩計のようなもの）を使い、対象者の日々の活動量を計測したことです。

そして、データを解析した結果、日中の活動性が低く、夜間の眠りの質が悪い人は5年後に認知症やMCIになるリスクが1・57倍も高いことがわかりました。つまり、不眠が認知症の引き金になりうるわけです。したがって、認知症のリスクを下げるためにも、睡眠の質を高めることが肝心といえるでしょう。

（平田幸一）

Q14 糖尿病や高血圧も悪化すると聞きました。実際のところ、どうですか？

十分な睡眠が得られないと、インスリン（血糖値を調節するホルモン）の分泌《ぶんぴつ》が減って糖代謝に異常が起こり、血糖値が上昇しやすくなります。また、自律神経（意志とは無関係に血管や内臓の働きを支配する神経）のうち、心身の働きを活発にする交感神経が優位になって血圧が上昇します。

ですから、**糖尿病や高血圧の治療を受けている人が不眠になると、服薬による血糖値や血圧のコントロールがうまくいかなくなり、病気が悪化する恐れがあります。**

一方、国立精神・神経医療研究センターによると、潜在的睡眠不足（自覚していない睡眠不足）の人を対象に、ふだんよりも1時間ほど長く睡眠を取ってもらう試験を行った結果、インスリンの分泌が回復したり、空腹時血糖値が下がったり、ストレスホルモン（コルチゾール）の分泌が減ったりしていました。つまり、睡眠で糖尿病のリスクを減らせる結果が得られたのです。また、コルチゾールが減ると血圧が安定しやすくなるため、高血圧の悪化を防ぐことにも役立つと考えられます。

（平田幸一）

Q15 不眠を放置すると、ほかにはどんな病気を招きますか？

不眠が続くと、Q13・14以外の病気も招きやすくなります。多くの症例データによるエビデンス（科学的根拠）としていえるのは、不眠が認知症や糖尿病、高血圧だけでなく、脳卒中、心臓病、うつ病、がん、感染症などの発症リスクを高めることです。

まず、不眠が続いて不眠症になると脳卒中や心臓病を招く糖尿病のリスクが1・5倍に高まると考えられています。次に、不眠症とうつ病は合わせ鏡のように相関しているので、不眠の人はうつ病を併発している疑いがあります。さらに、睡眠時間が足りないと免疫力が低下するので、がんや感染症にもかかりやすくなるのです。

睡眠時間は、肥満とも関係しています。米国のコホート研究（分析疫学）によると、睡眠時間6～9時間の中で肥満リスクが最も小さいのは7～8時間の人でした。それより睡眠時間が短くても長くても肥満リスクは高まり、とりわけ6時間の人に肥満傾向が見られたと報告されています。肥満すると、糖尿病などの生活習慣病を併せ持つメタボリックシンドローム（代謝異常症候群）を招きやすくなります。

（平田幸一）

第2章

不眠の症状や原因についての疑問14

Q16 不眠は症状によって複数タイプに分かれるそうですが、自分で見分けられますか？

不眠の症状のタイプ

●入眠障害
寝つきが悪く、寝床で横になってから入眠するまでに時間がかかる。不安が強いと起こりやすい。

●中途覚醒
眠りが浅く、夜中に何度も目が覚め、目が覚めると、なかなか寝つけない。中高年や高齢者に多い。

●早朝覚醒
本来の起床時間より2時間以上早く目が覚める。高齢者に多い。うつ病を発症している場合もある。

●熟眠障害
睡眠時間は長くても睡眠の満足感が得られない。睡眠時無呼吸症候群を発症している場合がある。

不眠の症状には、大きく「入眠障害」「中途覚醒《かくせい》」「早朝覚醒」「熟眠障害」の4タイプがあり、複数のタイプを併発する人もいます。

寝つきが悪い、夜中に目が覚める、明け方に目覚める、熟睡感が乏しいといったことに心当たりがあれば、自分がどのタイプの不眠なのか、ある程度は見分けがつくでしょう。

ただし、不眠の症状が、必ずしも病的なものとはかぎりません。例えば、心配ごとがあって寝つきが悪くなったり、悪い夢にうなされて夜中に目覚めたりすることは誰にでも起こります。

また、就寝時間が早ければ明け方に目覚めることもあります。不眠の症状が一時的なもので、日常生活に支障がなければ、あまり気にする必要はないでしょう。

ただし、不眠の症状が数日以上続き、心身の不調を感じるようなら、速やかに睡眠外来や心療内科を受診して、適切な治療を受けてください。

ところで、睡眠障害には、不眠症のほかにも次のような病気があります。

●睡眠相後退症候群……体内時計（Q11参照）のリズムが乱れ、極端な夜型になったまま戻らなくなる症状。夜中遅くまで入眠できず、いったん寝つくと昼まで眠る。

●非24時間睡眠覚醒症候群……眠りに就く時間が、毎日30分から1時間ずつ遅れていく症状。音や光など外界からの影響が遮断《しゃだん》されると起こりやすい。

●睡眠時遊行症・睡眠時驚愕《きょうがく》症（夜驚《やきょう》症）……子供に起こりやすい寝ボケのこと。眠ったまま、もうろうとした状態で歩き回ったりすることもある。

●レム睡眠行動障害……夢で見たことを実際に行動する症状。眠ったまま立ち上がったり、物を投げたり、何かを振り払ったりする。大人の寝ボケともいわれる。

●過眠症（ナルコレプシー）……日中、強い眠気を催す症状。通常は10～20分の睡眠でしばらく眠気は減少する。一日じゅう眠い特発性過眠症という病気もある。

こうした症状を察知した場合も、医療機関をすぐに受診してください。（内村直尚）

Q17 症状① 布団に入ってもなかなか寝つけません。どんなタイプの不眠ですか？

寝床に入ってから30分以上入眠できない場合は「入眠障害」の疑いがあります。こうした寝つきの悪さは、心配ごとや精神的なストレスを抱えている人、睡眠にこだわり（必ず8時間寝なければならないなど）を持っている人に多く見られます。また、周囲の騒音や、体の痛み・かゆみによって入眠が妨げられることもあります。

入眠障害は、中高年や高齢者だけでなく、若い人にも起こりやすい睡眠トラブルです。ただし、本人が苦痛に感じていなければ、特に問題はありません。

（内村直尚）

寝つきが悪い人は入眠障害

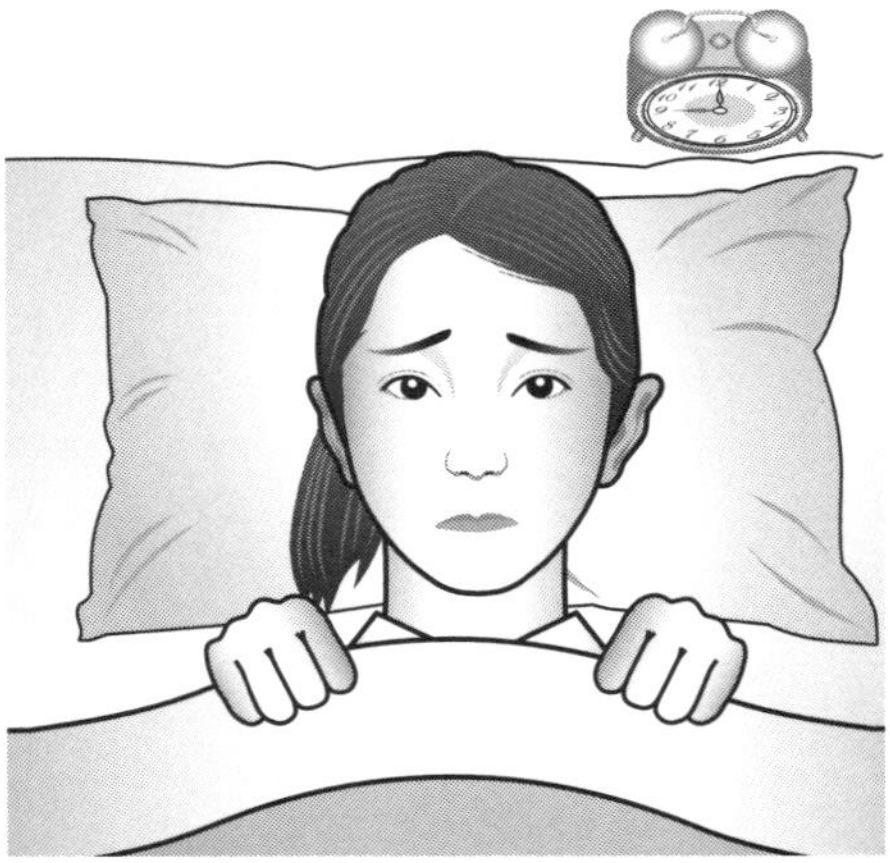

入眠障害は心配ごとやストレスを抱えている人に起こりやすく、若い人にも多く見られる。数週間続いたり、苦痛に感じたりしなければ心配する必要はない。

Q18 症状② 夜中に急に目覚めて眠れなくなります。これはどんなタイプですか？

夜中に何度も目覚めたり、いったん目覚めると再び寝つけなくなったりするのは、典型的な「中途覚醒《かくせい》」です。これは不眠のタイプの中で最も多く、日本人の成人の15%以上（60歳以上は20%以上）が経験しているといわれています。

中途覚醒の主な原因は、飲酒によるアルコールの影響や夜間頻尿です。また、加齢による老化で眠りが浅くなることも関係しており、高齢者に多発します。

夜中に目が覚めても再び眠れたら問題ありませんが、眠れなければ不眠症の疑いがあります。（内村直尚）

夜中に目覚める人は中途覚醒

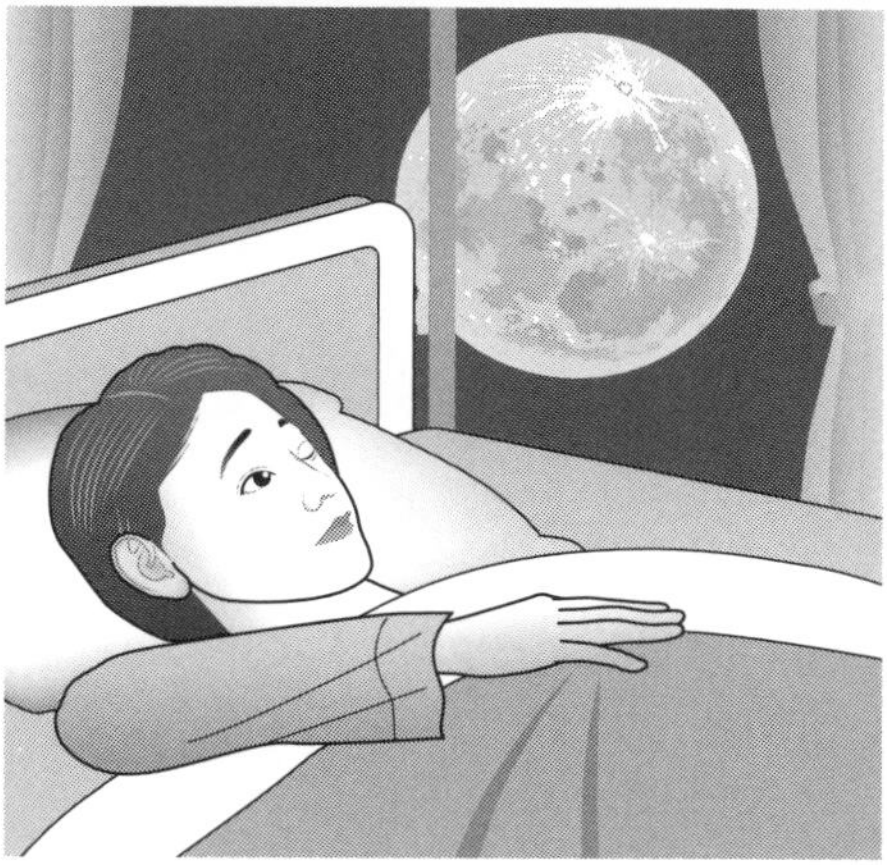

中途覚醒は、夜中に何度も目覚め、再び寝つけなくなる症状。不眠のタイプの中で最も多い。特に、加齢により眠りが浅くなる高齢者に多発する傾向がある。

Q19 症状③ ゆっくり寝たいのに早朝に目が覚めるのは、なんという不眠ですか？

ふだんの起床時間、あるいは自分が望む起床時間よりも2時間以上早く目が覚める人は「早朝覚醒《かくせい》」です。たいてい明け方に目覚めることから、そう呼ばれています。

中途覚醒と同じように早朝覚醒も、一度目が覚めると再び寝つけなくなります。また、加齢による老化に伴って起こりやすく、中高年、特に高齢者に多く見られます。

早朝覚醒は、うつ病の症状として現れることもあります。気分の落ち込みが長く続き、明け方に目覚めるようなら、うつ病の可能性が考えられます。

（内村直尚）

明け方に目覚める人は早朝覚醒

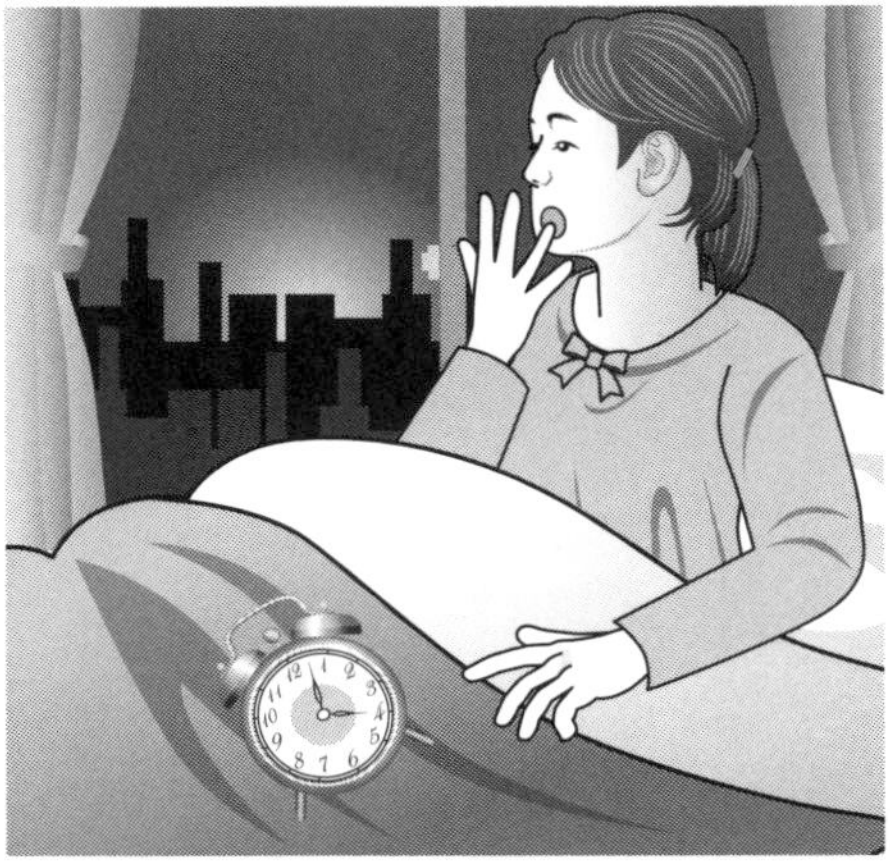

早朝覚醒になると、ふだんの起床時間や自分が望む起床時間より２時間以上も早く目が覚める。中高年、特に高齢者に多い。うつ病の症状として現れることもある。

Q20 症状④ 睡眠時間は長いのに熟睡感がない不眠について、くわしく教えてください。

睡眠時間を長く取っても満足感が乏しい不眠を「熟眠障害」といいます。

熟眠障害は、睡眠のサイクルである「浅い眠り」と「深い眠り」の周期（Q5参照）が乱れることによって起こると考えられています。

熟眠障害の人は、眠りの浅い睡眠が長く続いて脳が十分に休まらないため、ひと晩眠っても朝から疲れやだるさを感じたり、日中に眠気を催したりすることがあります。

熟眠障害は、睡眠時無呼吸症候群（Q80参照）や周期性四肢《しし》運動障害（Q83参照）の人に多く見られます。（内村直尚）

熟睡感のない人は熟眠障害

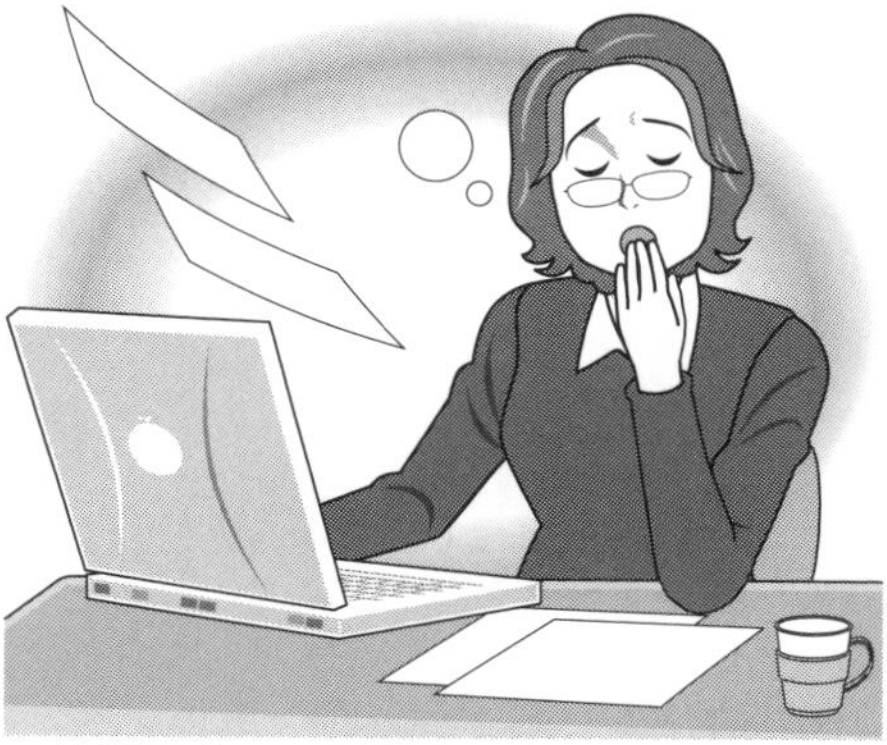

熟眠障害は、睡眠中に眠りの浅い状態が長く続いて、脳が十分に休まらないことで起こる。起床直後から疲れやだるさを感じたり、日中に強い眠気を感じたりする。

Q21 不眠は原因によっても複数タイプに分かれると聞きました。くわしく教えてください。

原因別の主な不眠タイプ

ストレスによる不眠
家庭生活や仕事、環境の変化などのストレスで眠れなくなる。

加齢による不眠
加齢とともに眠りが浅くなるため、不眠が起こりやすくなる。

心の病による不眠
主に、うつ病。心身の活力低下で不眠が起こりやすくなる。

精神生理性不眠
寝つけなかったことを機に不安が募り、眠れなくなる状態。

身体疾患に伴う不眠
気管支ぜんそく、高血圧、心不全、腎疾患などで起こる不眠。

薬原性不眠
病気の治療のために服用している薬の副作用で眠れなくなる。

不眠は、さまざまなことが引き金となって起こります。原因別に分けた不眠の主なタイプには「ストレスによる不眠」「加齢による不眠」「心の病による不眠」「精神生理性不眠」「身体疾患《しっかん》に伴う不眠」「薬原性不眠」があります。ほかに、環境や飲酒、肥満なども不眠に影響します。

とはいえ、不眠の原因は、実に多様で複雑です。医師が不眠の患者さんを診療するさいに問診で用いる「診断フローチャート」を左㌻に掲載したので、くわしく知りたい人は参考にしてください。

（内村直尚）

不眠の診断フローチャート

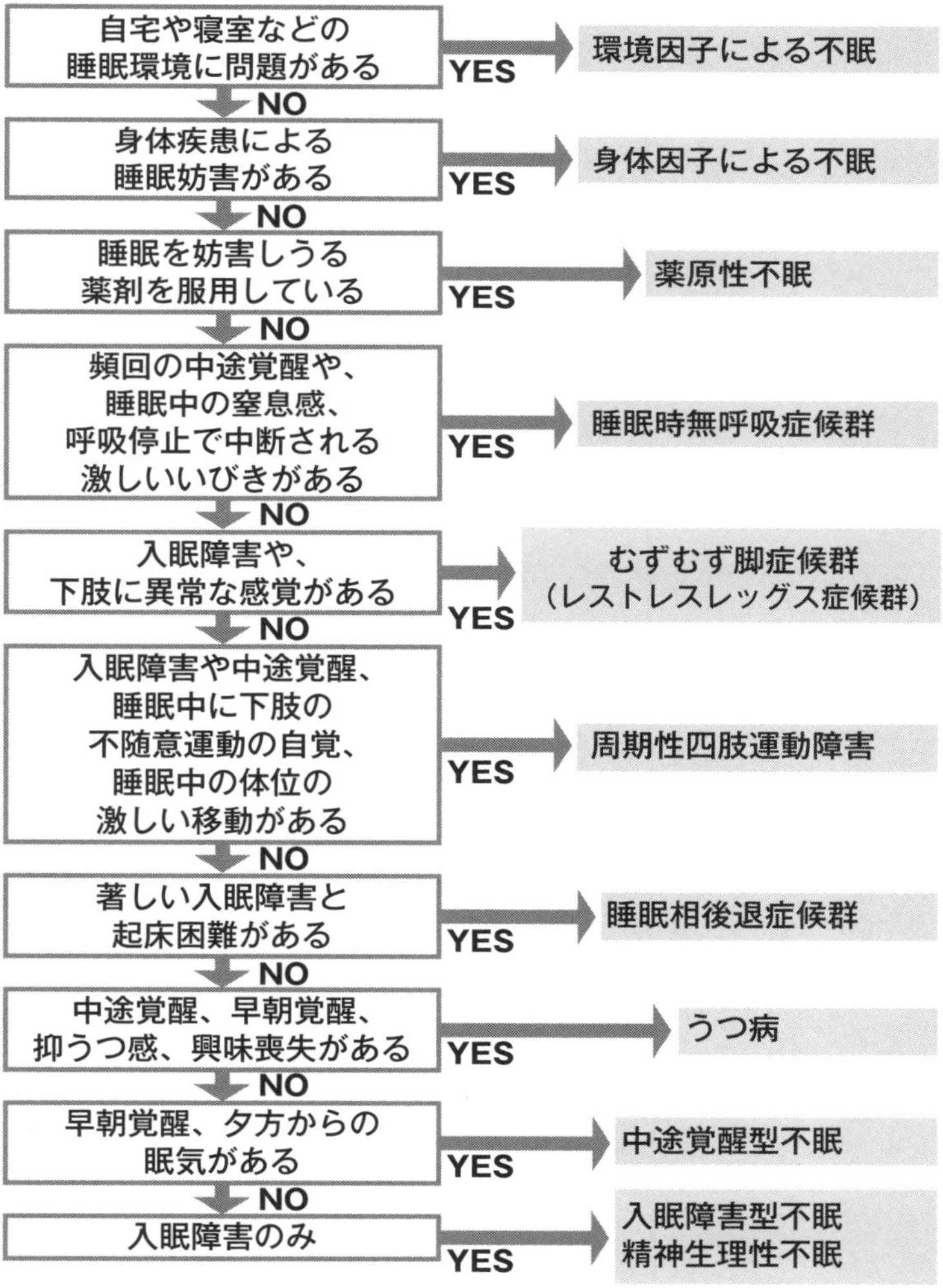

※あくまでも目安です。確定診断は医療機関でお受けください。

Q22 原因① 加齢は不眠の原因になりますか？ また、高血圧などの病気でも不眠になりますか？

高齢になるほど寝つきが悪くなり、眠りも浅くなって不眠が多発します。これは、加齢で、眠りを誘うメラトニンと体を活発にするコルチゾールの分泌《ぶんぴつ》が減り、体内時計（概日リズム、Q11参照）が乱れやすくなるからと考えられています。

また、高齢者には、高血圧や頻尿が多いことも問題です。高血圧になると閉塞《へいそく》性睡眠時無呼吸（上気道がふさがって息が止まる状態）が起こりやすく、頻尿になると尿意で夜間に何度も目覚めます。こうした病気があると睡眠の質が低下し、不眠の原因になるのです。

（内村直尚）

高齢者は不眠になりやすい

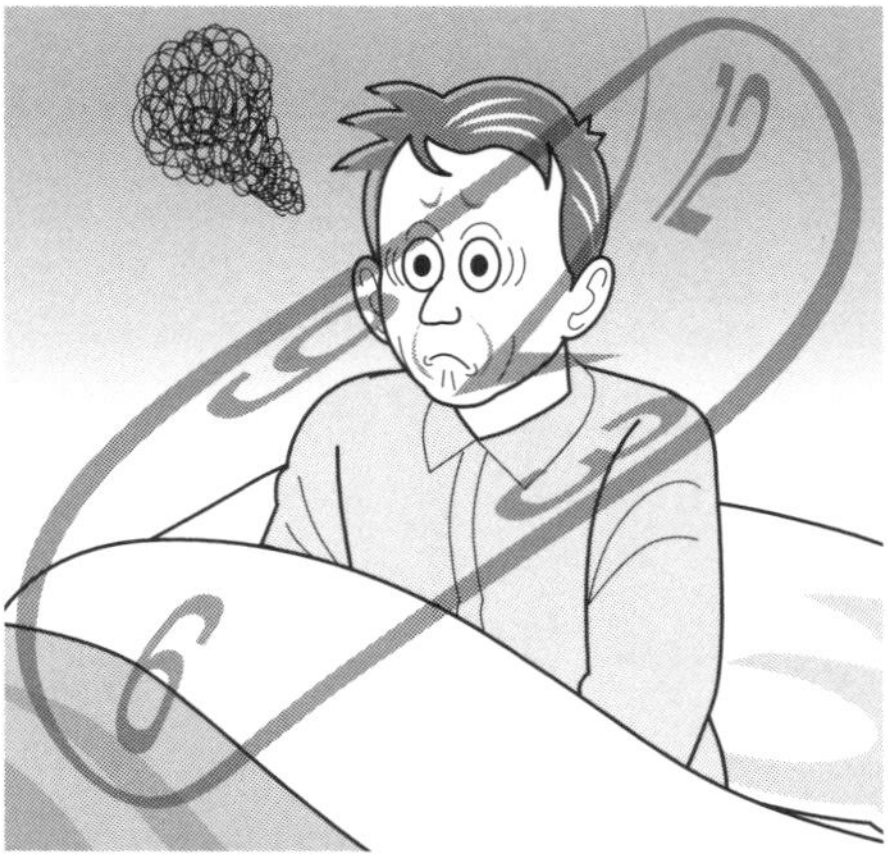

加齢による老化現象で体内時計のリズムが乱れ、寝つきが悪くなり、眠りも浅くなる。中高年・高齢者に多い高血圧・夜間頻尿といった病気も不眠の原因となる。

Q23

原因② 転職や転居でも不眠になる人が多いとは本当ですか？ 対策はありますか？

転職して慣れない仕事を任されたり、転居先で近所づきあいに気を遣ったりすると、ストレスを感じて心身に不調をきたすことがあります。これを「適応障害」といい、不眠の症状も現れます。

適応障害は、ストレス性障害の一種ですが、環境の変化が深く関係しています。そのため、**治療では環境調整が欠かせません。**環境調整とは、職場の上司などに自分が感じているストレスを伝え、負担を軽減することです。休養を取って趣味を楽しんだり、誰かに愚痴《ぐち》を聞いてもらったりするのも有効です。（内村直尚）

環境の変化で適応障害が起こる

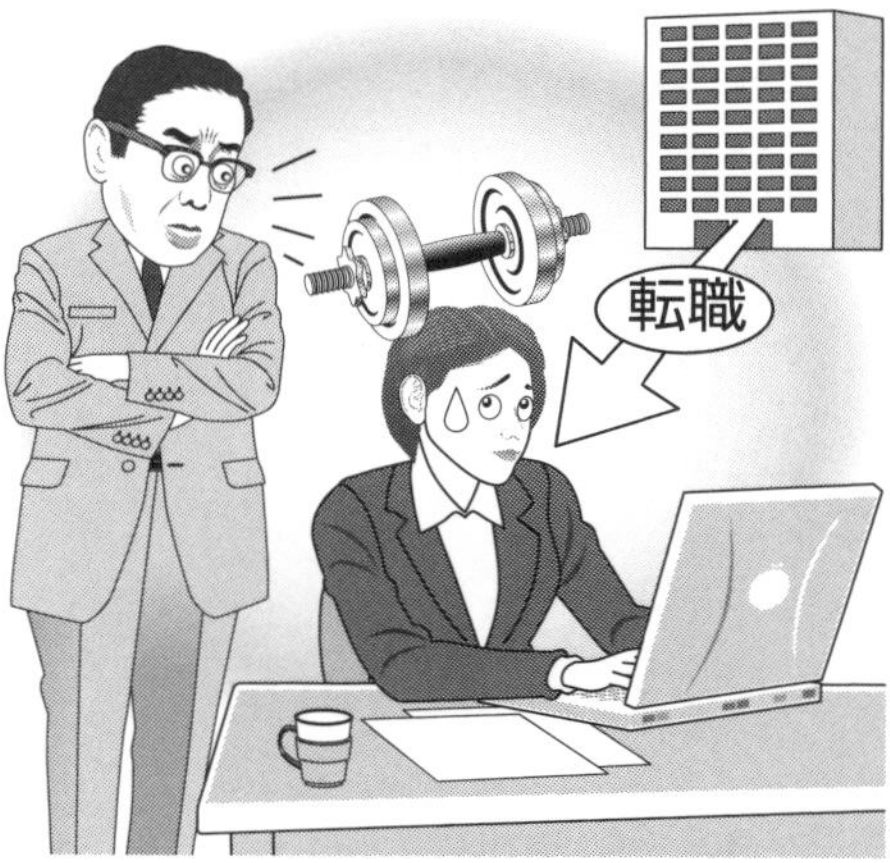

転職や転居による環境変化にうまく適応できず（適応障害）、不眠に悩まされる人が多い。家族や職場の上司に、自分が抱えているストレスを伝えることが肝心。

Q 24

原因③ 私は眠ろうとすればするほど眠れません。不眠症ですか？

なんらかのきっかけで寝つきが悪く、寝不足のまま会社や学校に行って、つらい1日を経験すると、不安が高じて必要以上に眠ろうと気張ってしまいがちです。

しかし、精神的な緊張と興奮が高まり、逆に眠れなくなることが少なくありません。これを「精神生理性不眠」といい、不眠症が疑われます。

精神生理性不眠は、神経質な人に多く、たまたま眠れなかったことを過度に心配するために起こります。睡眠時間にこだわりすぎず、心身をリラックスさせることが改善のポイントになります。

（内村直尚）

眠れない不安で悪循環に陥る

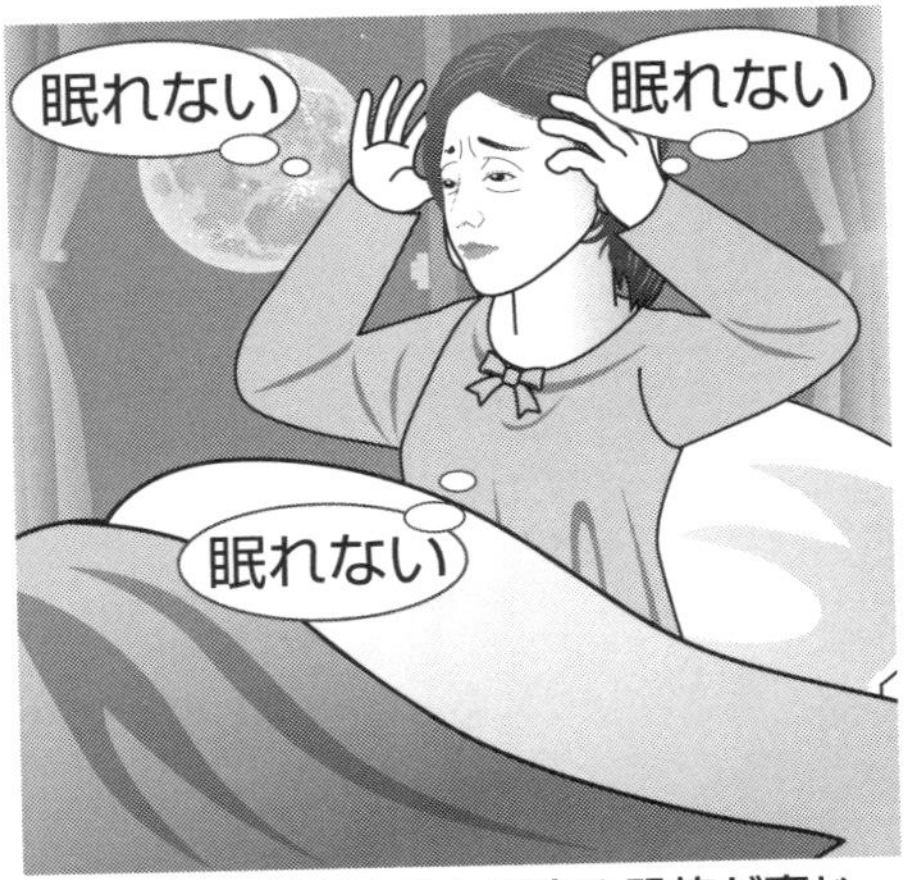

寝不足を経験すると不安や恐怖が高じ、ますます眠れなくなる悪循環に陥る。これを精神生理性不眠という。眠れないことを思いつめず、リラックスすることが大切。

Q25 原因④ 薬剤が不眠症の原因になると聞きました。どんな薬に注意すべきですか？

医師から処方される病気の治療薬の中には、副作用で不眠をもたらすものがいくつかあります（52ページの表参照）。その中には、高い確率で不眠の副作用が現れる薬があるので注意が必要です。

まず、不眠の発現率が高いのは、**抗パーキンソン病薬**です。特に、ドーパミン製剤は、服用した人の約75%に睡眠障害が現れます。パーキンソン病そのものの影響で不眠になることもありますが、薬の副作用によるものが多いといわれています。

次に、不眠を招く強い副作用があるのは**ステロイド製剤**（不眠の発現

降圧薬で不眠になることもある

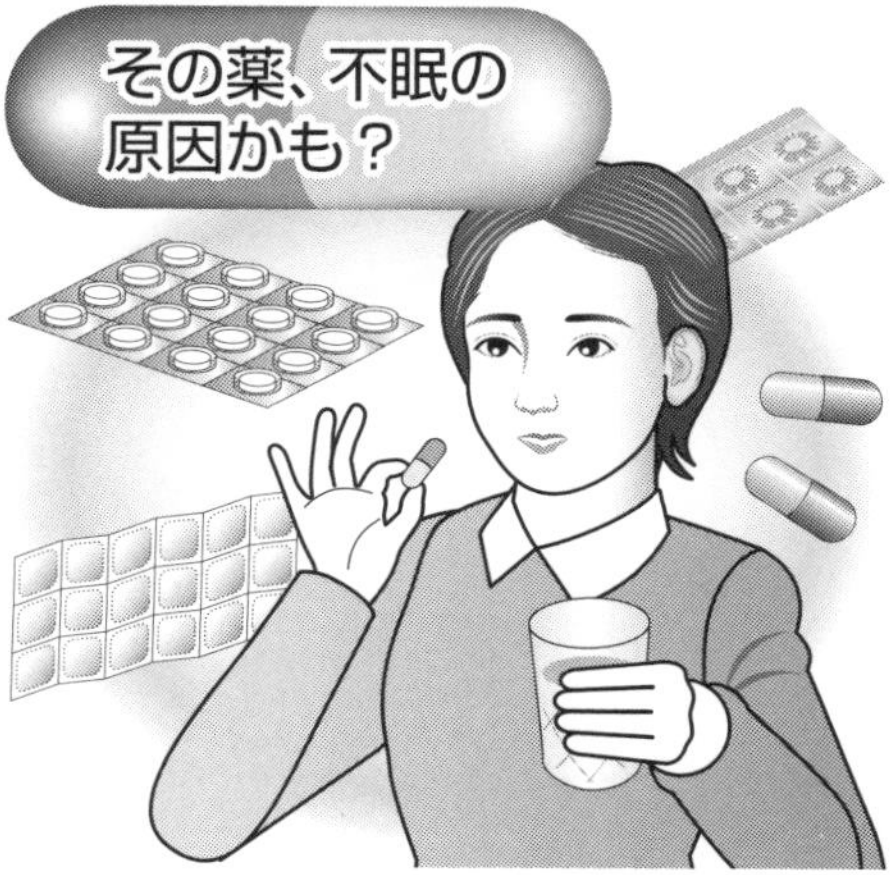

不眠の副作用が現れる治療薬は少なくない。抗パーキンソン病薬、ステロイド製剤、さらに高血圧の治療で多くの人が服用しているβ遮断薬も不眠を招きやすい。

不眠を招く副作用のある主な薬

薬のタイプ		一般名
抗パーキンソン病薬	ドーパミン製剤	レボドパ
	MAO-B阻害薬	セレギリン
	ドーパミンアゴニスト	プラミペキソール、ロピニロール
	ドーパミン放出促進薬	アマンタジン
ステロイド製剤		プレドニゾロンなど
降圧薬	β遮断薬（脂溶性）	プロプラノールなど
	β遮断薬（水溶性）	アテノールなど
気管支拡張薬		テオフィリンなど
インターフェロン製剤		ペガシスなど

率は20～50％）です。ステロイド製剤で不眠が現れると、精神症状（高揚感・イライラ感）を併発することが少なくありません。

高血圧や狭心症、頻発性不整脈の治療で処方される**降圧薬のβ遮断《ベータしゃだん》薬**（脂溶性・水溶性）にも不眠の副作用があります。特に、脂溶性のほうが症状は出現しやすく、不眠のほか悪夢、抑うつが現れることもあります。高血圧で不眠に悩まされている人は、薬の影響の可能性もあるので医師に相談してください。

ほかにも、気管支ぜんそくの治療で用いられる**気管支拡張薬**、肝炎の治療で用いられる**インターフェロン製剤**にも不眠の副作用があります。インターフェロン製剤で不眠が現れるのは初期に多く、約3分の2の人が経験しています。（内村直尚）

Q26 原因⑤ 家庭や仕事のストレスで不眠になるのはなぜですか？

不眠の多くは、ストレスがきっかけになって起こります。家庭や職場でいやなことがあり、それを思い悩むと自律神経（意志とは無関係に血管や内臓の働きを支配する神経）のうち、体の働きを活発にする交感神経が高ぶり、頭がさえて眠れなくなるのです。

ストレスによる一過性不眠（Q1参照）なら、気分が落ち着けば眠れるようになるので、あまり心配する必要はありません。ただし、ストレスにうまく対処できないと不眠が慢性化する恐れがあり、治療が必要になる場合もあります。

（内村直尚）

自律神経が乱れて不眠に陥る

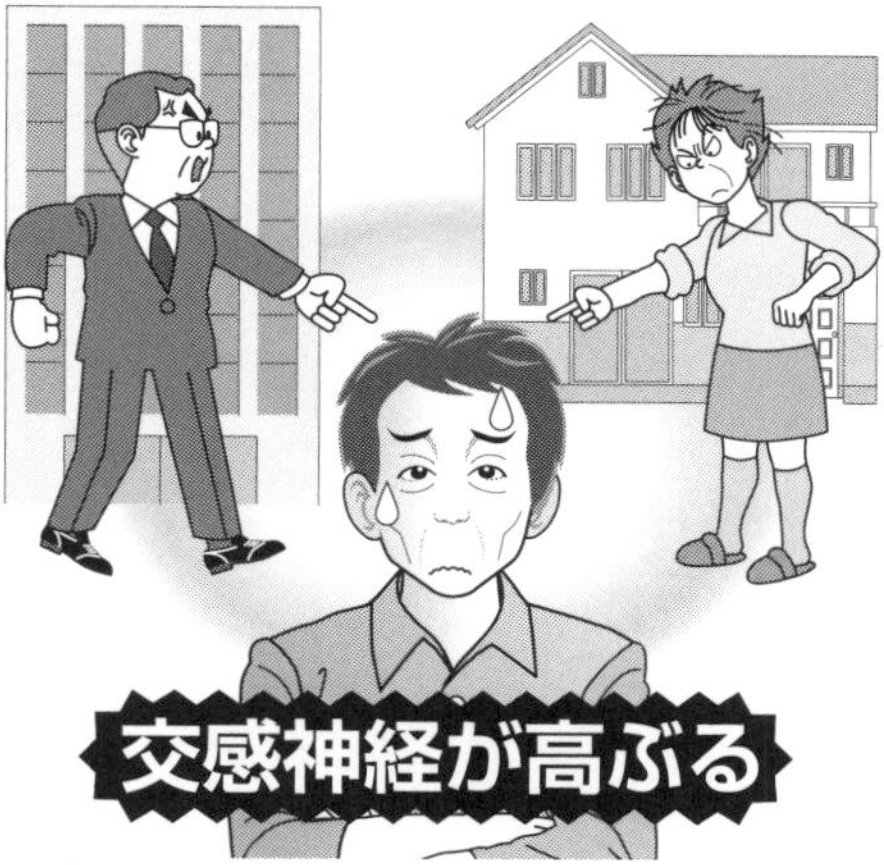

家庭や職場でストレスを受けると、交感神経が高ぶって不眠になりやすい。一過性不眠なら気分が落ち着けば自然に治るが、症状が長引く場合は治療が必要になる。

Q27 ここ1週間よく眠れていません。これも不眠症ですか？

寝つきが悪かったり、夜中に目覚めたりする状態が数日続く場合は一過性不眠といって不眠症ではなく、たいてい数日で再び眠れるようになります。しかし、よく眠れない状態が1〜3週間続いた場合は短期不眠といって、1カ月以上にわたって続く長期不眠、つまり不眠症に進行する可能性が高まります（Q1参照）。

不眠が長く続いてしまう原因はさまざまですが、多く見られるのは24時間制の交代勤務や、受験勉強などによる体内時計（概日リズム、Q11参照）の乱れです。特に、深夜から朝まで眠らずに働くと体内時計のリズムが乱れやすいため、夜勤の人の大部分が不眠を経験します。

若い人の場合は、深夜におよぶ受験勉強やスマートフォンの使いすぎが体内時計を乱す重大原因になります。こうした夜型の生活が常態化すると、睡眠相後退症候群（入眠と覚醒《かくせい》の時間帯が遅くなる症状、Q16・49参照）に陥って規則正しい生活が困難になることがあります。

（平田幸一）

Q28　私の子供は朝起きられず、無理に起こすと暴れます。睡眠の病気でしょうか？

朝の起床時間になかなか目覚めず、無理に起こそうとすると家族に暴力をふるうような場合は、夜遅くまで眠れず、いったん入眠すると昼まで眠ってしまう**「睡眠相後退症候群」（入眠と覚醒《かくせい》の時間帯が遅くなる症状、Q16・49参照）が疑われます。**

特に、夜遅くまで受験勉強やスマートフォン操作をしている中学生、高校生は要注意です。こうした子供に寝起きの悪さや、粗暴なようすが見られる場合には睡眠相後退症候群の可能性が高いでしょう。

小さな子供で朝起きられず、不機嫌な場合は、小児てんかんで夜間に発作を起こしている疑いがあります。てんかんは、脳の神経細胞に電気的な興奮がくり返し起こり、全身がけいれんする慢性疾患《しっかん》で、3歳以下の子供に多く見られます。てんかん発作は、抗てんかん薬の服用である程度はコントロールできますが、完全に抑えられるわけではありません。体が成長するにつれて薬が効きにくくもなるので、朝のようすに異変が見られたら、主治医に相談して薬の量を調整してもらってください。（平田幸一）

Q29 十分に寝ているはずなのに日中眠くなります。どんな原因が考えられますか？

十分に睡眠が取れていても日中に眠くなる人は、無自覚のうちになんらかの病気で眠りが妨げられていることが多いようです。

朝起きたときの満足感が乏しく、日中に眠くなる熟眠障害の場合は、**「睡眠時無呼吸症候群」（SAS）**の疑いがあります。これは、就寝中に舌根（舌の根もと）が沈んで気道がふさがれ、無呼吸状態が長く続く病気です。呼吸が止まると眠りが浅くなり、中途覚醒《かくせい》が生じて熟睡できません。そのため日中に眠気が現れるほか、突然意識を失うこともあります。またSASの人は、いびきがひどいという特徴があります。

ほかにも、熟眠障害を招く病気には、入眠時に足がむずむずする**「むずむず脚症候群」**（レストレスレッグス症候群、Q53参照）、就寝中に足や腕がピクンと動いたりする**「周期性四肢《しし》運動障害」**（Q66参照）などがあります。

睡眠時間をたっぷり取っていても日中に強い眠気に襲われる場合は、覚醒の働きが障害される**「過眠症」**（ナルコレプシー）の可能性も考えるべきでしょう。（平田幸一）

第3章

診察・検査・治療についての疑問15

Q30 不眠で悩んでいるときは、どの診療科を受診すればいいですか？

ふつう、不眠の治療を受ける場合は「精神科」「精神神経科」「心療内科」などを受診することになります。最近は、不眠を含めた睡眠障害全般を専門的に診療する「睡眠外来」を設けている病院やクリニックも増えています。

日本睡眠学会（ホームページはhttps://jssr.jp）の認定医が診療している病院やクリニックを受診すれば、適切な治療を受けられるでしょう。

とはいえ、精神科や心療内科に抵抗を感じる人も多いようです。そのような場合はふだん受診している近所の内科（かかりつけ医）に相談してみてください。**内科でも不眠の相談に乗ってもらえるほか、必要に応じて睡眠薬を処方してもらえます。**また、患者さんに明らかな不眠症の兆候が認められたり、うつ病や睡眠時無呼吸症候群（Q80参照）などの病気を併発していたりする場合は、必要に応じて睡眠外来など専門的な治療が受けられる病院やクリニックを紹介してもらえます。

眠れない状態が数日続く場合、なるべく早く治療を受けてください。

（内村直尚）

Q31 問診では、どのようなことを聞かれますか？

睡眠トラブルを訴えて医療機関を受診すると、まず「問診」が行われますが、これが最も重要な不眠治療の一つとなります。というのも、不眠症はエックス線（レントゲン）検査や血液検査で診断できる病気ではないからです。

最初の問診では、「現在の睡眠状況はどうか」「ふだんの睡眠習慣はどうか」「睡眠が困難になった原因に心当たりはあるか」といったことをくわしく聞かれます。こうした念入りな問診は、正しい診断を下すためにも必要なことです。

診察のさいは、問診票（60ページ参照）に記入したうえで、医師のさまざまな質問に答えることになります。その内容をもとに医師は不眠の原因を探り、治療の道すじを考えるのです。したがって、問診票の質問には正確に回答することが大切です。

医師に正しいことを伝えるためにも、前もって自分の症状や状況（眠れなくなった時期、最近の睡眠時間、思い当たる原因など）をメモしておくといいでしょう。また、就寝中に自分で気づかない症状（無呼吸や大きないびきなど）が現れていることもあるので、最初は家族といっしょに受診することをおすすめします。

（内村直尚）

睡眠外来で使われる問診票の例

過去1ヵ月間の生活を振り返ってお答えください。

① ふだん、何時ころに寝床に入りますか？

就寝時刻（1．午前　2．午後）＿＿＿時＿＿＿分ころ

② 寝床に入ってから眠りに就くまでの時間は？

約＿＿＿分

③ ふだん、何時ころに起床しますか？

起床時間（1．午前　2．午後）＿＿＿時＿＿＿分ころ

④ ひと晩の睡眠時間は？

約＿＿＿時間＿＿＿分

⑤ 自分の眠りをどのように感じますか？

□非常にいい　□いい　□悪い　□非常に悪い

⑥ どのような理由で睡眠が困難ですか？（複数回答可）

□寝つきが悪い（週＿＿＿回）

□何度もトイレで目が覚める（週＿＿＿回）

□息苦しい（週＿＿＿回）

□セキが出たり、大きなイビキをかいたりする（週＿＿＿回）

□暑い（週＿＿＿回）

□寒い（週＿＿＿回）

□体が痛い、あるいは、かゆい（週＿＿＿回）

□悪夢を見る（週＿＿＿回）

⑦ 眠るための薬を服用しましたか？

□はい（週＿＿＿回）　□いいえ

⑧ 日中、起きていられなくなったことはありますか？

□はい（週＿＿＿回）　□いいえ

⑨ 物事をやりとげる意欲に問題はありますか？

□全く問題ない　□わずかながら問題がある

□いくらか問題がある　□非常に問題がある

⑩ 家族などの同居人はいますか？

□はい　□いいえ

Q32 病院では、どんな検査が行われますか？

睡眠障害や不眠症の多くは、問診を念入りに行い、睡眠状況や睡眠習慣、ふだんの生活などを聞き取ることで診断できます。この問診による診断は、DMS-5という米国精神医学会が作成した診断基準に基づいて行われます。

問診だけで診断できない場合には、次の検査が行われることがあります。

●**睡眠ポリグラフ検査**……睡眠中の脳波や心電図、筋肉と眼球運動を同時に記録する検査（Q33参照）。過眠症の場合、同種のMSLT検査（Q34参照）が行われる。

●**深部体温検査**……体内時計（概日リズム、Q11参照）の乱れを調べるために、深部体温を測定する検査。直腸にチューブ状の細い体温計を挿入して行う。

●**アクチグラフ検査**……長期間にわたる活動量リズムを測定する検査。腕時計のようなアクチグラフ（活動量計）を装着して行う。

これらの検査の結果、不眠の症状が1ヵ月以上続いていて、日中の不調で生活に支障があることが認められた場合に「不眠症」と診断されます。

（内村直尚）

Q33 入院して行う「睡眠ポリグラフ検査」とは、どんな検査ですか？

「睡眠ポリグラフ検査」は、脳波、心電図、眼球運動、あごや下肢《かし》の筋電図のほか、必要に応じて呼吸運動、いびきを同時に測定する検査法です。

この検査では、頭、鼻、目の周囲、のど、胸、下肢など複数の部位に小さなセンサーをつけ、眠った状態でデータを測定します。そのため、入院が必要になります。

睡眠は環境の影響を受けやすいので、**睡眠ポリグラフ検査は、防音や空調、穏やかな照明を整えた快適な部屋で行います**。しかし、ふだんとは違う環境で眠ることに抵抗を感じ、安眠できない人も少なくありません。そのため、この検査は2晩（2泊3日）にわたって行われることもあります。

睡眠ポリグラフ検査にかかる費用は、入院費を含めて5万円前後（1泊2日の場合）が自己負担分（健康保険適用で3割負担の場合）の目安となります。

基本的に睡眠ポリグラフ検査は夜間に行いますが、日中の眠気などの状態を調べるために「MSLT検査」（Q34参照）が行われることもあります。

（内村直尚）

Q34 日中の眠気を測定する「MSLT検査」についてくわしく教えてください。

「MSLT検査」（睡眠潜時反復検査）は、「過眠症」（ナルコレプシー、特発性過眠症）かどうかを調べるための検査です。

過眠症は、夜間に良質な睡眠が取れていても、昼間の覚醒《かくせい》の働きに問題があるため、日中に激しい眠気を催します。これを明確にするためにMSLT検査を行います。この検査を行わないと、過眠症の治療薬は原則的に処方できない決まりになっています。

MSLT検査は、問診で過眠症が疑われた患者さんに実施します。

まず、検査の前日は自宅で睡眠測定装置（ウォッチパッドなどの携行装置）を使って眠りの状態、無呼吸の有無などを測定します。あるいは前日に入院して夜間のポリグラフ検査を行い、そのうえで検査当日は、医療機関の防音室で午前9時ごろから検査を開始し、2時間おきに20分程度の睡眠を4～5回取り、眠りの状態を測定します。検査は夕方まで続きます。

検査の結果、過眠症と診断されると治療が開始されることになります。（内村直尚）

Q35 不眠を訴えているのに「検査で異常なし」といわれました。私は、不眠症ではないのですか？

本人は「寝つきが悪い」「眠りが浅い」と自覚していても、問診や検査を受けると、「異常なし」と判定されることが少なくありません。

例えば、不規則な時刻に起床・就寝する、長い昼寝をする、夜にコーヒーを飲む、一日じゅう家でゴロゴロしていて活動量が少ない、といった**好ましくない生活習慣が原因で一時的に眠れなくなるケース**です。こうしたことを、専門的には**「不適切な睡眠衛生による不眠」**といいます。この不眠の場合、睡眠衛生指導（Q43参照）を受けて好ましくない生活習慣を改めれば、自然に眠れるようになります。

また、眠りに対するこだわりが非常に強く、実際は正常な睡眠（目安として入眠まで30分未満、睡眠時間6時間以上）が取れているのに、例えば**「8時間眠れなかったのは異常」と考え、「自分は不眠症だ」と思い込む人**もいます。このように、正常な睡眠が本人の主観的な評価と一致しないことを**「逆説性不眠症」**といいます。逆説性不眠症は、睡眠ポリグラフ検査で鑑別できることがあります。

（内村直尚）

Q36 不眠症では、いったいどのような流れで治療をしますか？

不眠症の治療は、次のような流れで行われます。

①症状の把握……問診や検査を行い、不眠の状況を正確に捉える。
②治療の必要性の判定……日常生活に支障が認められる場合は治療を行う。
③睡眠衛生指導……睡眠の妨げになる好ましくない生活習慣の見直しを指導する。
④リスク評価……薬物療法の前に、薬の長期服用・多剤併用などがないかを調べる。
⑤薬物療法……適切な薬剤を選択し、睡眠薬の服用を開始する。
⑥認知行動療法……睡眠薬と併用したり、睡眠薬が奏功しない場合に行ったりする。
⑦不眠の再評価……睡眠薬、認知行動療法が奏功しない場合には要因を再評価する。
⑧維持療法……睡眠薬、認知行動療法が奏功したら治療のゴールを設定する。
⑨休薬トライアル……睡眠薬の服用で不眠が寛解《かんかい》（症状が軽快した状態）し、日常生活に大きな支障がなくなった場合、4～8週間後から減薬・休薬を検討する。

くわしい治療の流れは、66ジペーのフローチャートを参照してください。

（内村直尚）

不眠症の治療の流れ

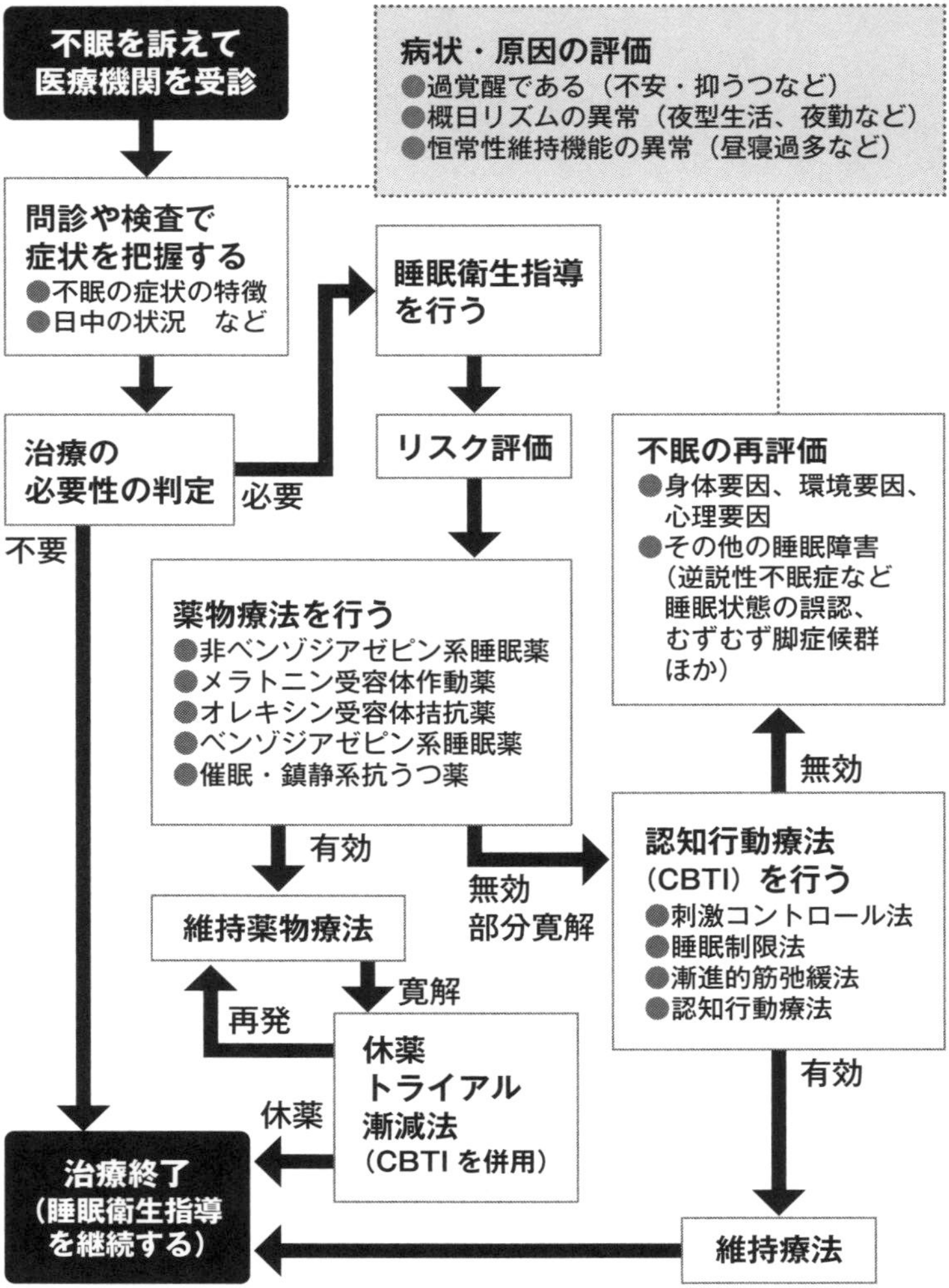

※『睡眠薬の適正使用・休薬ガイドライン』を改変
※薬物療法に使われる睡眠薬の掲載順位は、優先順位ではない

Q37 「睡眠日誌」をつけるようにいわれました。日誌を書くポイントを教えてください。

「睡眠日誌」は、患者さんが自分で日ごろの睡眠習慣や生活リズムを把握するために、長期にわたって特定のフォーマットに記入する睡眠の自己観察法です。自分の睡眠状況を日々記録することで、認知行動療法（自分の認知や行動パターンを変えてストレスを減らす心理療法、Q39参照）の効果が得られると考えられています。

睡眠日誌に記入する最低限の必須項目は、就寝時間と起床時間です。ただし、床に就いてすぐに入眠できるとはかぎらず、朝目が覚めたからといってすぐに起床するともかぎりません。したがって、**自分の睡眠状況をより正確につかむために、就寝時間と入眠時間、目覚めた時間と起床時間は分けて記録することが大切**です。

さらに、睡眠薬などの薬を服用したか、夜間トイレに行って覚醒《かくせい》したか、昼寝をしたか、眠りに影響する出来事はなかったか、といったことも重要なので記入します。

68～69ジペーに不眠症の患者さんが使う睡眠日誌のフォーマットを掲載したので、コピーするなどして活用してください（記入例は70ジペー参照）。

（内村直尚）

（午前）　（正午）　（午後）

日	曜日	3	6	9	0	3	6	9	12	眠気	特記事項（パート・カゼなど）
16日											
17日											
18日											
19日											
20日											
21日											
22日											
23日											
24日											
25日											
26日											
27日											
28日											
29日											
30日											
31日											

※国立精神・神経医療研究センター「睡眠・覚醒リズム表」を改変

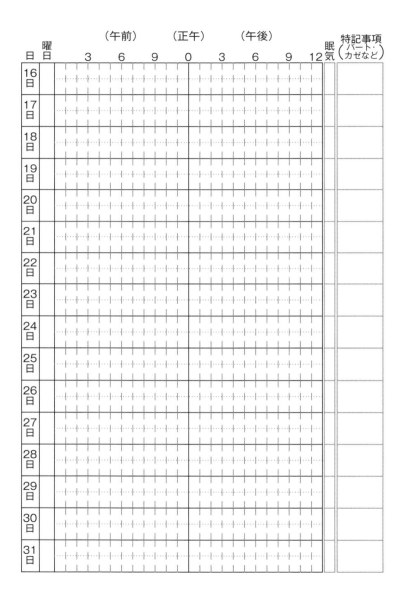

睡眠日誌

※記入例は 70㌻参照

日	曜日	（午前） 3　6　9　（正午） 0　（午後） 3　6　9　12	眠気	特記事項（パート・カゼなど）
1日				
2日				
3日				
4日				
5日				
6日				
7日				
8日				
9日				
10日				
11日				
12日				
13日				
14日				
15日				

睡眠日誌の記入例

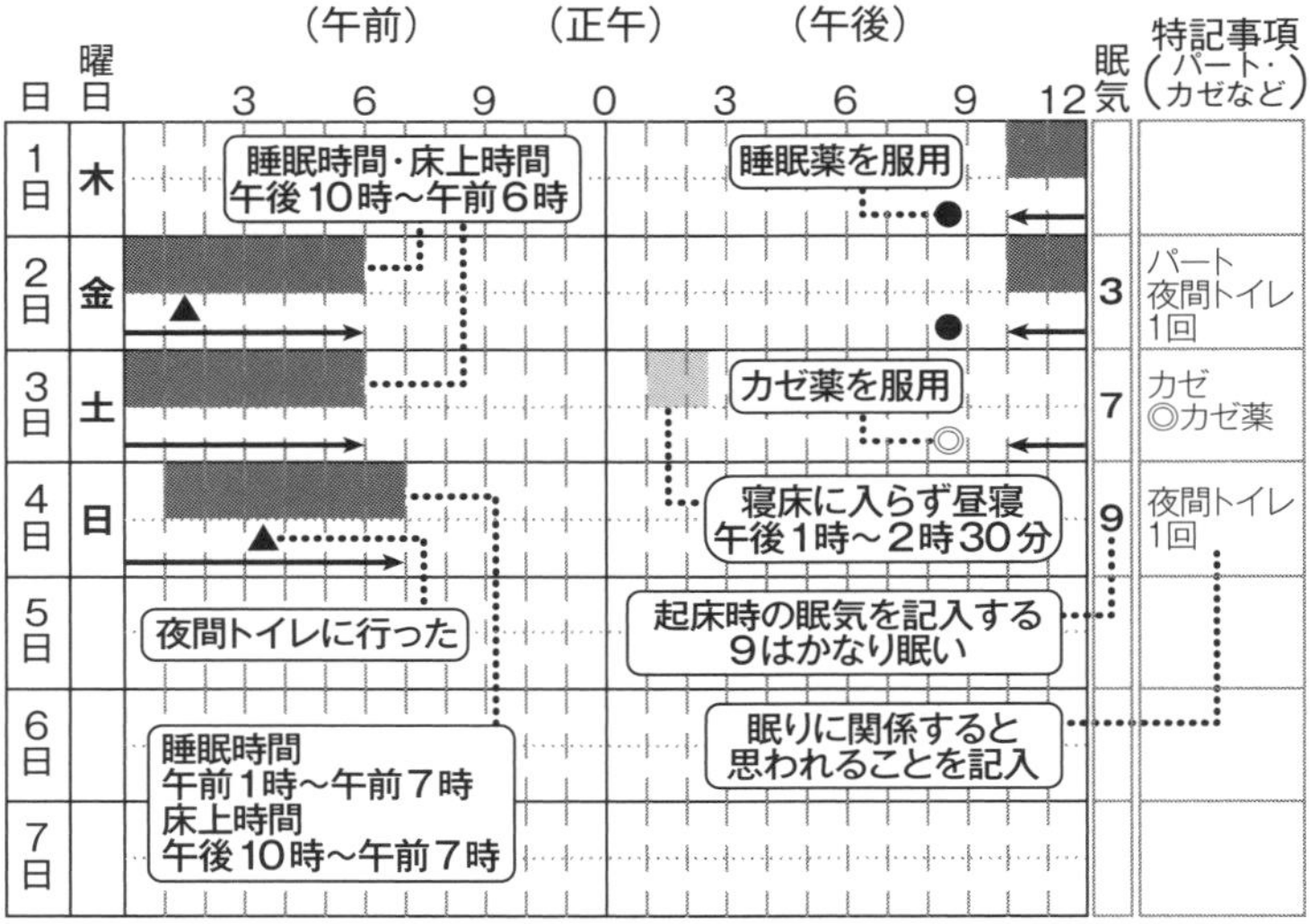

記入について

■ ぐっすりと眠った
⟷ 寝床にいた時間（床上時間）

■ うとうと眠った
⟷ 寝床にいた時間（床上時間）

□ 眠れなかった（記入しない）
⟷ 寝床にいた時間（床上時間）

● ＝睡眠薬を服用した
◎ ＝睡眠薬以外の薬を服用した
▲ ＝夜間トイレに行った

【眠気の評価】

起床時の眠気を10段階で記入
1 ＝きちんと目が覚めている
10＝非常に眠い

ポイント・注意点

①夜間にトイレへ行った場合は特記事項に回数を記入する。時刻を覚えていなければ、おおよそのところに▲を記入する

②「仕事でストレスを感じた」「カゼを引いた」など、睡眠に関係していると思われる事柄を特記事項に記入する

③記入する時間帯などは、おおよそでかまわない（時間を気にすると眠れなくなる）

Q38
「活動量計」を腕に巻くようにいわれましたが、これで何がわかりますか？

「活動量計（アクチグラフ）」とは、腕時計のように手首に装着する非常に軽量な装置で、不眠を訴える患者さんの身体活動を測定し、睡眠・覚醒《かくせい》のリズムの傾向を観察するために用います。また、アクチグラフは不眠の検査目的だけでなく、妊婦さん、ＩＣＵ（集中治療室）の患者さん、認知症の高齢者などにも幅広く使われています。

不眠症が疑われる場合は「睡眠ポリグラフ検査」が実施されますが、これには大がかりな測定機器や防音室が必要であり、泊まり込みで行うため、すべての患者さんが手軽に受けられるわけではありません。また、睡眠ポリグラフ検査は電極をつけて計測するため、長期連続の測定は困難という問題があります。

その点、アクチグラフを使った検査は自宅で手軽に行え、単位時間ごとに長期連続の測定が可能という利点があるのです。アクチグラフで測定された活動量のデータは、特定の判定式で睡眠・覚醒のリズムを分析します。その結果、睡眠・覚醒のリズムが乱れていたら、不眠症が疑われると判断します。

（内村直尚）

Q39 不眠の治療でよく聞く「認知行動療法」とは、どんな治療法ですか？

「認知行動療法（CBT）」は、身についている物事の受け取り方や考え方（認知）と行動を変えることで症状改善をめざす心理療法の一つです。CBTは現在、不眠症、うつ病、対人恐怖症、パニック障害、強迫性障害、PTSD（心的外傷後ストレス障害）など、さまざまな心の病気の治療で行われています。

では、「不眠症の認知行動療法（CBT－I）」について説明しましょう。

CBTIは「①自分の状態に気づく→②今までと違うパターンを試す→③よいパターンを身につける」という3ステップで行われます。

第一のステップでは、どれくらい眠れていないのか、不眠につながる考え方や行動はないかといったことを顧みます。中には「8時間眠らなければならない」などと思い込んでいる人が少なくありません。実際は睡眠が取れているのに、気にしすぎてかえって眠れなくなっているので、そのことに気づく必要があります。

第二のステップでは、従来とは違う不眠の改善につながる考え方、行動のパターン

を探ります。具体的には、「8時間眠れなくても気にしない」と考えを改め、生活習慣を見直すとともに、リラクセーション法（Q40参照）を試す、眠れないときは寝床を離れる、床上時間《しょうじょう》（寝床にいる時間）を短くする、といったことを行います。

第三のステップでは、不眠の改善を実感できたパターンを何度もくり返して身につけます。このパターンが習慣になれば、たいてい不眠の悩みは解消します。

不眠症の認知行動療法（CBTI）

①自分の状態に気づく
どれくらい眠れないのか、不眠につながる考え方や行動をチェックする。

②今までと違うパターンを試す
従来と違う考え方や行動で何がいいかを探り、不眠の改善を試みる。

③いいパターンを身につける
不眠が改善されたら、その考え方や行動をくり返して身につける。

ＣＢＴＩは、薬物療法とほぼ同等の効果が期待できる治療法です。海外の研究では、ＣＢＴＩで不眠症が改善・軽快する人は70～80％、完治する人は50％と報告されています。また、私どものクリニックでＣＢＴＩを行った患者さんのうち、6回のカウンセリングで睡眠薬を半減できた人は約80％、睡眠薬をやめられた人は約40％となっています。

ＣＢＴＩの短所は、即効性が乏しいこと、自分の努力で行わなければならないことです。長年の習慣を改めるには努力や忍耐を要するため、患者さんによってはＣＢＴＩが向かないこともあります。

（井上雄一）

Q 40 寝つきをよくする「リラクセーション法」とは、どんな治療法ですか？

「リラクセーション法」は、過度な緊張状態にある心身をリラックスさせ、眠りに就きやすくする、不眠症の認知行動療法（ＣＢＴＩ、Ｑ39参照）の一つです。

　不眠に悩まされている人のほとんどは、不安やストレスが原因で全身の筋肉が緊張してこわばっています。そこでリラクセーション法では、筋肉の緊張を解き、体をほぐすことで精神的なリラックス感をもたらし、眠りに就きやすくするのです。

　リラクセーション法には、セルフエクササイズ（自己練習）として行う「自律訓練法」「ストレッチ」「漸進的筋弛《し》緩《かん》法」のほか、音楽療法の「ヒーリングミュージック」、芳香療法の「アロマテラピー」などがあります。

　これらのうち自律訓練法は、１９３０年代から世界じゅうで行われているリラクセーション法の古典的な手法です。ふつう、私たちは心身が落ち着くと、手足が重く感じられ、足に温かさを感じられるようになります。そこで、自律訓練法では「手足が重い」「足が温かい」といった自律暗示をかけて心身のリラックスを促します（やり方はＱ１０８参照）。

ストレッチや漸進的筋弛緩法は、運動によって筋肉の緊張をゆるめ、精神的なリラックスをもたらす方法です。ストレッチは筋肉を伸ばす運動法で、自律神経（意志とは無関係に血管や内臓の働きを支配する神経）のうち、体を休息させる副交感神経を優位にする効果が期待できます。また、漸進的筋弛緩法では、自分の意志で筋肉をゆるめることを目的に行います。具体的には、体の各部位に10秒間力を入れてスッと力を抜き、20秒間脱力した状態を続けます（やり方はＱ１１０参照）。こうすることで、しだいに筋肉の緊張と弛緩を自分でコントロールできるようになるのです。

ほかにも、ヒーリングミュージックを聴くと心身をリラックスさせるα《アルファ》波という脳波が引き出され、アロマテラピーでいい香りをかぐと気分が落ち着きます。

こうしたリラクセーション法で一時的でも心身が安定すれば、自然な入眠が促されると考えられています。（内村直尚）

リラクセーション法の種類

①自律訓練法
自己暗示をかけてリラックスを促し、体と心をほぐす方法。

②ストレッチ
筋肉を伸ばしてこりをほぐし、副交感神経を刺激する運動。

③漸進的筋弛緩法
自分の意志で筋肉をゆるめて体をほぐし、心をリラックスさせる。

④ヒーリングミュージック
心地いい音楽を聴き、心身をリラックスさせるα波を引き出す。

⑤アロマテラピー
ラベンダーやカモミールなどの香りを使って入眠しやすくする。

Q41 「刺激コントロール法」という治療も行われるそうですが、どんな治療法ですか?

「刺激コントロール法」は、不眠症の認知行動療法（CBTI、Q39参照）の一つで、条件不眠（後述）を改善する目的で行います。

不眠に悩まされる人の多くは、寝床に入っても眠れない経験を何度もくり返していますす。やがて寝床で横になると条件反射のように不眠のつらい記憶が思い起こされ、目が覚めて眠れなくなります。これが、条件不眠です。

健康な人は「寝室→睡眠」が頭の中で条件づけられているため、寝室に行って寝床で横になれば自然と眠りに就きます。ところが、不眠に悩まされている人は、寝床に入っても眠れなかった経験から、頭の中の条件づけが「寝室→覚醒《かくせい》（不眠）」に変化しているため、なかなか寝つけず、しだいに不眠の悪循環に陥ってしまうのです。

そこで、刺激コントロール法では、不眠の原因となる刺激を取り去ることで、頭の中の条件づけを「寝室→睡眠」に戻します。

条件不眠の人には、いくつかの特徴があります。例えば、眠くもないのにベッドに寝そべって本を読んだり、テレビを見たり、お菓子を食べたりすることです。こうしたことがクセになると、寝室が頭を覚醒させる場所として条件づけられ、就寝時間になって寝床に入っても眠れなくなってしまいます。

ですから、寝具や寝室は、原則として睡眠の目的だけに使わなければなりません。そして、床に就いても眠くなければ別室に移動し、本当に眠くなるまでそこで過ごすことが大切になります。

別室で過ごすときは、時間を気にしてはいけません。深夜に眠れない状態で時計を見ると焦ってしまい、かえって眠れなくなります。また、テレビでホラー映画を観ると興奮するので、さけたほうがいいでしょう。

こうしたことを習慣的に行うことで「寝室→睡眠」の条件づけが回復します。特に、入眠障害や中途覚醒（ともにQ16参照）の改善に有効です。　（井上雄一）

刺激コントロール法の指導内容

①眠くなったときにだけ寝床につく。就寝時間に合わせる必要はない
②寝床は基本的に睡眠の目的に使う。寝床では読書をしたり、テレビを見たり、お菓子を食べたりしない
③しばらく眠れなければ別室へ行き、眠くなったら寝室に戻る。その間、時計は見ない。興奮するテレビ番組を見るのも禁物
④③のあとも眠れなければ、眠れるまで同様のことをくり返す
⑤眠れなくても目覚まし時計をセットするなどして、毎朝同じ時刻に起きる
⑥日中、昼寝をしない

Q42 寝床にいる時間を少なくする「睡眠制限療法」とは、どんな治療法ですか？

「睡眠制限療法」は、床上時間《しょうじょう》（寝床にいる時間）を制限することで不眠を改善する方法で、不眠症の認知行動療法（CBTI、Q39参照）の一つです。

不眠に悩まされている人は、少しでも睡眠時間を確保しようとして長時間、寝床の中で過ごしていることが少なくありません。しかし、眠れないにもかかわらず寝床にいると、床上時間と体が要求する睡眠時間にギャップが生じ、就寝後の眠りが浅くなったり、中途覚醒《かくせい》が起こったりするようになるのです。

そこで、**睡眠制限療法では、床上時間を短めに設定し、軽度の断眠効果を生じさせることで、しかるべきタイミングで入眠を促し、眠りを深くします。**

やり方は、まず、睡眠日誌を2週間記録したうえで、床上時間を設定します（床上時間は平均睡眠時間+15分、もしくは5時間に設定）。次に、設定した床上時間に合わせて、毎日同じ時間に起床・就寝します。その間、昼寝をしたり、寝床で休んだりしてはいけません。眠くても就寝時間まで、きちんと起きていることが肝心です。

そして、5日ごとの平均睡眠時間から床上時間を再検討します。具体的には、睡眠時間が設定した床上時間の90％以上なら、就寝時間を15分早めます。睡眠時間が設定した床上時間の85～90％の場合は、就寝時間は変えません。睡眠時間が設定した床上時間の85％以下なら、過去5日間の平均睡眠時間まで床上時間を減らします。

こうした睡眠制限療法をくり返すことで、自然に体が必要とする分だけ寝床で過ごすようになります。また、眠りが深くなるので熟眠感がアップする効果も得られます。

さらに、睡眠制限療法を行うと、寝床に入る前の不眠の不安感が軽減されるので、精神生理性不眠（Q24参照）の改善にも役立ちます。

CBTIは、リラクセーション法（漸進的筋弛緩《しかん》法など）、刺激コントロール法、睡眠制限療法を組み合わせて行うと、より効果的です。（井上雄一）

睡眠制限療法の指導内容

①睡眠日誌を２週間記録し、床上時間を平均睡眠時間の＋15分に設定する（５時間未満の場合は５時間に設定）
②毎日同じ時間に起床し、就寝を遅らせ、①の床上時間に生活を合わせる
③日中に昼寝をしたり、横になったりしない
④起床時に、何時間眠れたのかを記録する
⑤５日間、①の床上時間の90％眠れたら、就寝時間を15分早める
⑥５日間、①の床上時間の85～90％眠れた場合は、就寝時間を変えない
⑦５日間、①の床上時間の85％以下しか眠れなかったら、過去5日間の平均睡眠時間まで床上時間を減らす

Q43 不眠を招く生活の改善を行う「睡眠衛生指導」とは、どんな指導ですか？

「睡眠衛生指導」とは、不眠を訴える患者さんに行う生活指導です。睡眠に関連する問題を解消し、睡眠の質を高めること（睡眠衛生）を目的にしています。

具体的な指導内容については、左㌻を参照してください。

睡眠衛生指導で重要なことの第一は、睡眠時間に個人差があることを理解し、こだわりを持たないことです。強いこだわりが不眠の原因になることも少なくありません。

第二は、カフェインやアルコールなどの刺激物をさけることです。就寝前にコーヒーを飲むと眠れないのは当然ですが、寝酒も眠りを浅くする要因になります。

第三は、体内時計（概日リズム、Q11参照）の調整。よく眠れなくても早起きと規則正しい食事を心がけ、適度に運動を行うことで睡眠と覚醒《かくせい》のバランスが整います。

生活習慣の乱れで一時的な不眠に陥っている人は、睡眠衛生指導を受け、問題点を改めれば、たいてい自然に眠れるようになります。また、不眠症と診断されて治療を受けている人も睡眠衛生の向上に努めることが大切です。

（井上雄一）

睡眠衛生を向上させる12のポイント

① 睡眠時間が短くても、日中の眠気で困らなければOK

➡睡眠時間は人それぞれ違う。8時間睡眠にこだわらない

② 刺激物をさけ、違う方法でリラックスする

➡就寝4時間前にはカフェインをとらない

➡読書や入浴、ストレッチなどで心身をリラックスさせる

③ 就寝時間にこだわらず、眠くなってから寝る

➡無理に寝ようと意気込むと頭がさえ、寝つきが悪くなる

④ 毎日、同じ時刻に起床する

➡休日も平日と同じ時間の起床を心がける

⑤ 目が覚めたら太陽光で体内時計をリセットする

➡起床後に日光を浴びることで概日リズムが整う

⑥ 規則正しく3度の食事をとり、運動習慣を身につける

➡朝食をとることで体が目覚める。夕食は軽めにすませる

➡日中の活動量が増えると睡眠が促される

⑦ 昼寝は午後3時までの20～30分程度にする

➡長い昼寝、夕方以降の昼寝は、夜の睡眠に悪影響を及ぼす

⑧ なかなか寝つけないときは寝床にいない

➡眠れない状態で寝床にいると、就寝後の睡眠の質が低下する

⑨ 睡眠中のいびき、呼吸停止、足の症状に注意

➡激しいいびきや呼吸停止は、睡眠時無呼吸症候群の疑い大

➡足のむずむず感はむずむず脚症候群、睡眠中の足のピクつきは周期性四肢運動障害の疑いがある

⑩ 十分に眠ったのに日中に強い眠気がある場合は専門医へ

➡睡眠時無呼吸症候群、あるいは過眠症の疑いがある

⑪ 寝酒は控える

➡寝酒は睡眠を浅くしやすく、中途覚醒の原因になる

⑫ 睡眠薬を怖がらず、医師の指示どおりに服薬する

➡睡眠薬は正しく使えば安全。ただし、アルコールとの併用はＮＧ

※厚生労働省：睡眠障害の診断・治療ガイドライン作成とその実証的研究班「平成13年度研究報告書」を改変

Q44 薬を使わない治療法で改善する人はどれくらいいますか？

現在、日本で不眠の症状のある人は30％以上、不眠症に罹患《りかん》している人は6～10％いると推計されています。また、成人で睡眠薬の処方を3ヵ月に1回以上受けている人は4・8％であることが厚生労働省の調査でわかっています。これらのデータをもとに推計すると、**睡眠薬を長期間使用しないで不眠が改善する人の割合は、比較的短期間の不眠の場合は8割程度、不眠症の場合は5割程度と考えられます。**

しかし、これはあくまで睡眠薬を長期服用しない人の割合の推定値です。実際のところ、不眠が数日続く一過性不眠、不眠が1～3週間続く短期不眠でも睡眠薬が処方されることはあります。ですから、睡眠薬を全く使わないで不眠が改善する人がどれだけいるのかについては、正確にはわかりません。

薬を用いたくないという患者さんの気持ちもわかりますが、睡眠薬を過度に恐れる必要はありません。1種類の睡眠薬を少量、医師の指示どおりに服用すれば、依存性や慣れ（耐性）は生じにくく、不眠も早期に改善しやすくなります。

（井上雄一）

第4章

不眠症のタイプ①「入眠障害」についての疑問12

Q45 「入眠障害」は、寝床で寝つけない状態がどれくらい続けば診断されますか?

「入眠障害」は、寝床に入ってもなかなか眠れず、入眠するまでに時間がかかるタイプの睡眠障害で、不眠の訴えとして最も多く見られます。

一般的には、床に就いてから入眠するまでに30分以上かかり、それを本人が苦痛に感じている場合に入眠障害と診断されます。

入眠障害の診断のポイントとなるのは、本人が寝つきの悪さに悩まされているかどうかです。そもそも、入眠までの時間には個人差があり、年齢を重ねれば多かれ少なかれ寝つきは悪くなります。また、入眠に時間がかかったとしても、いったん眠りに就けば安眠して朝を迎えられることも多いものです。したがって、入眠に30分以上かかったからといって、いちがいに病的な状態とはいえません。

入眠障害と判断されるのは、日中の眠気や倦怠《けんたい》感、注意力や意欲の低下、うつ気分などが現れている場合です。入眠するまでの時間が明らかに長く、強い眠気などで日常生活に著しい支障が現れているときには治療が必要になります。

（伊藤　洋）

Q46 入眠障害になりやすい人はいますか?

不眠は、高齢になるほど起こりやすくなる傾向があります。しかし、入眠障害は、ほかの中途覚醒《かくせい》（Q18参照）や早朝覚醒（Q19参照）などと比べて年齢による著しい差は認められず、中高年・高齢者だけでなく、若い人にもよく起こります。

では、どのような人が入眠障害に陥りやすいのでしょうか。

強いていえば、**神経質でストレスを感じやすい人に入眠障害は多く起こります**。ストレスに対する耐性は、その人の性格に大きく左右されます。ちなみに、真面目《まじめ》で完璧《かんぺき》主義の人、おとなしくて自己主張が苦手な人、小さなことでクヨクヨしてしまう人は、概してストレスに弱いものです。そのような性格の人は、大きなストレスを受けると寝つきが悪くなり、やがて本格的な不眠症を発症することがあるので、注意しなければなりません。

また、体の痛みやかゆみ、足のむずむず感（むずむず脚症候群、Q53参照）で寝つきが悪くなることがあります。ふだん、そうした症状に悩まされている人も、入眠障害に陥りやすいといえるでしょう。

（伊藤　洋）

Q47 入眠障害を招く主な原因はなんですか？

入眠障害の最大の原因は、**ストレスや眠れないことへの不安といった心の問題**です。ただし、ストレスと、眠れないことへの不安は分けて考える必要があります。

まず、ストレスとは、日常生活の中で起こる情動的な興奮のことをいい、例えば職場の上司から怒られたり、夫婦ゲンカをしたりして、うっ屈することです。ストレスがわき上がると、頭がさえて覚醒《かくせい》と睡眠のバランスが乱れ、寝つきが悪くなります。

次に、眠れないことへの不安は、心理的なこだわりの問題です。寝つきが悪くて苦しんだ経験をすると眠りに対するこだわりが強くなります。そして、一定時間（例えば8時間）以上眠れないのは病気なのではないか、と思い込むようになります。その結果、寝床に入ったときに不眠のプレッシャーを感じて入眠が困難になるのです。

心の問題以外で入眠障害の原因として多いのは、**むずむず脚症候群**（Q53参照）による足の異常感覚です。むずむず脚症候群の人は、寝床に入っても足のむずむず感が気になり、なかなか寝つくことができません。そのほか、**睡眠相後退症候群**（Q16・49参照）によって入眠障害が起こる人もいます。

（伊藤　洋）

Q48 寝つけないときは寝床で目をつぶるだけでもいいと聞きました。本当ですか？

かつては「眠ろうとしても寝つけないときには、寝床で目をつぶって横になっているだけで体は休まる」などと、よくいわれてきました。

しかし、睡眠のメカニズムが解明されてきた現在では、**眠れないのに寝室にいることはよくないとされています。**眠れない状態のまま寝室にいつづけると、頭の中で「寝室→覚醒《かくせい》（不眠）」と条件づけられてしまい、不眠が悪化しやすいからです。

そこで、**床に就いて30分ほどたっても眠れないときは、別の部屋に移るなどして、眠くなるまで寝床に入らないことが重要になります。**これは、認知行動療法（CBT I）の刺激コントロール法（Q41参照）として指導されていることです。

もう一つ、注意してほしいことがあります。

昔から「眠れないときは、頭の中で羊の数をかぞえるといい」といわれてきましたが、これもさけるべきでしょう。人によっては、羊の数を多くかぞえるにつれて、それがプレッシャーになってしまい、ますます眠れなくなるからです。

（伊藤　洋）

Q49 夜10時に寝ようとしても0時を過ぎないと眠れません。入眠障害でしょうか？

ふだん午後10時に入眠している人が2時間以上も寝つけなくなっても、それが長く続かなければ一過性の入眠障害なので、問題ないでしょう。しかし、長く続く場合には、睡眠の時間帯のズレによる病的な入眠障害が疑われます。

その原因の第一は、**体内時計（概日リズム、Q11参照）の乱れで極端な夜型になったまま戻らなくなる「睡眠相後退症候群」**です。睡眠相後退症候群は、午前3～6時まで寝られず、いったん寝入ると昼まで目覚めません。また、無理に起きても頭痛や倦怠感《けんたい》などの体調不良が現れます。

第二は、眠りに就く時間と目覚める時間が毎日30分～1時間ずつ遅れてずれる「非24時間睡眠覚醒《かくせい》症候群」です。これも、体内時計の乱れで起こり、毎日同じ時間に寝起きして活動できないため、通常の社会生活を送ることが困難になります。非24時間睡眠覚醒症候群は、体内時計の周期が通常よりも長い人、光によるリズム調整が不良な人に起こりやすいと考えられています。

（伊藤　洋）

Q50 毎晩「今日も眠れないのではないか」と心配で寝つけなくなります。治療が必要ですか？

不眠が慢性化する要因として、「今夜も眠れないのではないか」「眠れなかったらどうしよう」といった不安があります。

そのように不眠を過度に恐れるあまり、眠れなくなることを「精神生理性不眠」といいます。これは、眠れないことを重大で危険なことと思い込むことが原因で起こります。精神生理性不眠は一時的な入眠障害ではなく、慢性的な不眠症なので、睡眠薬を用いた治療が検討されます。

精神生理性不眠は、神経質、几帳面、完璧《かんぺき》主義の人に多く見られます。（伊藤　洋）

精神生理性不眠が起こるしくみ

ストレスや睡眠環境（騒音など）が原因で、一過性不眠が起こる

↓

眠れないことを危険と認識する

↓

過度の不安や恐怖が起こり、不眠をさけようと過度に努める

↓

ますます眠れず、不眠が慢性化

↓

精神生理性不眠を発症！（要治療）

Q 51 眠れないので寝床でスマホを見ていますが、この「寝床スマホ」が不眠を悪化させるとは本当？

スマートフォン（以下、スマホ）の画面は、可視光線の一種である「ブルーライト」を発しています。就寝前にブルーライトを目に受けると寝つきが悪くなるので、不眠に悩まされている人は、寝床でスマホを使ってはいけません。

ブルーライトは、450～490ナノメートルの短い周波数を持つ強い光で、太陽光にも含まれています。私たちが太陽光を浴びると、24時間よりも少し長い周期の体内時計（概日リズム、Q11参照）がリセットされ、地球の自転と同じ周期（24時間）に調整されますが、その働きは主にブルーライトの作用で起こります。そのため、夜中に**「寝床スマホ」をすると、体内時計が乱れて眠れなくなることがある**のです。

また、最近の研究では、夜間や就寝前にブルーライトを目に受けると、睡眠ホルモンと呼ばれるメラトニンの分泌《ぶんぴつ》が抑えられることが明らかになっています。

ブルーライトは、パソコン画面やLED照明からも発しています。就寝前はパソコンやスマホの利用は控え、寝室では間接照明を使うといいでしょう。

（伊藤　洋）

Q52 お酒がないと寝つけません。これは入眠障害？ 治療は必要でしょうか？

お酒を飲むと眠くなる人が多いと思います。これは、お酒のアルコールが胃腸から吸収されて脳に到達すると、覚醒《かくせい》を抑えるGABA《ギャバ》-A受容体という器官と結合して催眠効果が生じるためです。ですから、適度な飲酒は入眠を促す効果があります。

しかし、毎日のように晩酌《ばんしゃく》をしていると体内に、しだいにアルコールに対する耐性ができ、催眠効果が弱くなってしまいます。また、アルコールには依存性があり、飲まないと離脱症状として不眠が起こることがあるのです。

就寝前に飲酒をしないと寝つけない人は、単なる入眠障害というよりも、アルコール依存症による不眠を疑ったほうがいいでしょう。最近は、アルコール外来を設けている医療機関もあるので、気になる人は、かかりつけ医に相談してください。

離脱症状がない人も、節度ある適度な飲酒を心がけてください。目安として、1日当たりの純アルコール摂取量を約20g《グラム》以下に抑えることが肝心です。これはビールなら中瓶《びん》1本（500ml《ミリリットル》）、清酒なら1合（180ml《ミリリットル》）になります。

（伊藤　洋）

Q 53 寝床に入ると足がむずむずする不快感が現れて入眠できません。何か病気でしょうか?

日中は気にならないのに、夜間安静にしていると太ももやふくらはぎなどの下肢《かし》の深部に「むずむず」「チリチリ」とした不快感が現れてじっとしていられず、入眠が困難になる人は「レストレスレッグス症候群（むずむず脚症候群）」が疑われます。

むずむず脚症候群は珍しい病気ではなく、国内の患者数は約200万人と推定されています。また、男性よりも女性のほうが1・5倍多いという特徴があります。発症のしくみについては、まだ十分に解明されていません。

病気のタイプとしては、特別な原因がなく突発的に起こる一次性と、ほかの病気などが原因になって起こる二次性に大別されます。

一次性は、ドーパミン機能障害や遺伝子の関与が考えられ、研究が進められています。**二次性には、鉄分の欠乏や腎《じん》機能障害が影響**しています。ドーパミンは神経伝達物質の一つで、この機能が障害されると脳が足の不快感を抑えられなくなります。また、鉄分はドーパミンが作られるさいに必要なミネラルです。

（井上雄一）

Q54 入眠障害の原因になる「むずむず脚症候群」はどの診療科で、どんな治療が行われますか？

むずむず脚症候群は、太ももやふくらはぎなどの下肢《かし》に現れる不快症状ですが、睡眠障害の一種に分類されています。そのため、治療を受ける場合は「精神科」「神経内科」「心療内科」「睡眠外来」などを受診することになります。

むずむず脚症候群の治療では、非薬物療法と薬物療法が行われます。

まず、非薬物療法では、むずむず脚症候群の原因となる病気があればその治療を行い、原因となる薬を服用している場合には服薬の中止を検討します。そのほか、カフェインやアルコールなどをさけ、禁煙、鉄分の多い食品の摂取、安眠、適度な運動がすすめられます。症状の軽い人は、非薬物療法で改善することも少なくありません。

次に、薬物療法では、鉄剤、ドーパミンの働きをよくしたり補ったりする薬、抗てんかん薬、鎮痛薬などを内服します。治療効果は高く、1種類で80％、2種類で90％以上の人が症状を軽減できています。薬物療法は、重症度が中等度以上の人や軽度でも一時的に症状が強い人、非薬物療法が効かない人に行われます。

（井上雄一）

Q55 むずむず脚症候群のセルフケアや、症状があっても入眠する方法はありますか？

むずむず脚症候群の患者さんは、鉄分の不足などにより、脳から分泌《ぶんぴつ》されるドーパミンの機能障害が起こるタイプが多いようです。そのため、**鉄分が多い食品をとることが、日常的に行うセルフケアの基本**となります。

食品に含まれる鉄分には、ヘム鉄と非ヘム鉄があります（ヘム鉄のほうが吸収されやすい）。ヘム鉄の多い食品はアサリ、煮干し、レバーなど、また非ヘム鉄の多い食品は青ノリ、焼きノリ、ヒジキ、卵黄、枝豆などです。鉄分はビタミンCによって吸収率が高まるので、緑黄色野菜や柑橘《かんきつ》類などをいっしょにとるといいでしょう。

むずむず脚症候群の症状は、カフェインが含まれるコーヒーや緑茶、あるいはお酒を飲んだり、喫煙をしたりすると悪化することがあるので注意してください。

就床後、**むずがゆさなどの症状が現れたときは、太ももやふくらはぎなどの下肢《かし》をマッサージすれば和らぐことがあります**。また、寝床に入る前に下肢のストレッチを適度に行うことも有効なので、試してみるといいでしょう。

（井上雄一）

Q56 入眠障害にはどのような睡眠薬が処方されますか？

まずは、睡眠薬の全般について簡単に説明しましょう。

睡眠薬には、①バルビツール酸系、②非バルビツール酸系、③ベンゾジアゼピン系、④非ベンゾジアゼピン系、⑤メラトニン受容体作動薬、⑥オレキシン受容体拮抗《きっこう》薬の6種類があります。このうち、バルビツール酸系と非バルビツール酸系には危険な副作用があるため、今ではほとんど使われていません。

現在使われている睡眠薬の主流は、ベンゾジアゼピン系と非ベンゾジアゼピン系で、この二つをまとめて**「ベンゾジアゼピン受容体作動薬」**といいます。どちらも脳のベンゾジアゼピン受容体に作用して催眠をもたらす薬で、呼吸困難などの危険な副作用はなく、耐性や依存性も少ないことから多くの不眠治療に用いられています。

入眠障害の治療で処方される睡眠薬も、ベンゾジアゼピン受容体作動薬が中心になります。ベンゾジアゼピン受容体作動薬は作用時間の長さによっていくつかのタイプに分かれますが、入眠障害の場合は主に超短時間作用型または短時間作用型です。

入眠障害の治療に用いる主な睡眠薬

●ベンゾジアゼピン受容体作動薬

タイプ	一般名	商品名	消失半減期（時間）
超短時間作用型	ゾルピデム	マイスリー	2時間
	トリアゾラム	ハルシオン	2～4時間
	ゾピクロン	アモバン	4時間
	エスゾピクロン	ルネスタ	5時間
短時間作用型	エチゾラム	デパス	6時間
	ブロチゾラム	レンドルミン	7時間
	リルマザホン	リスミー	10時間
	ロルメタゼパム	エバミール、ロラメット	10時間

●メラトニン受容体作動薬

一般名	商品名	消失半減期（時間）
ラメルテオン	ロゼレム	2時間

●オレキシン受容体拮抗薬

一般名	商品名	消失半減期（時間）
スボレキサント	ベルソムラ	10時間

ほかにも、入眠障害の治療では、**メラトニン受容体作動薬**や**オレキシン受容体拮抗薬**を用いることもあります。

メラトニン受容体作動薬は、体内時計（概日リズム、Q11参照）を整えて入眠を促進する薬です。また、オレキシン受容体拮抗薬は、脳を覚醒《かくせい》状態から睡眠状態に移し、自然な眠りをもたらす効果があります。どちらも依存性のリスクが低いのが利点といえるでしょう。

これらの中から、患者さんに合った睡眠薬を選択することになります。

（伊藤　洋）

第5章

不眠症のタイプ②「中途覚醒」についての疑問11

Q57 夜中に何度も目覚める「中途覚醒」は、どんな人に起こりやすいですか？

「中途覚醒《かくせい》」は、いったん眠りに就いたあと、起床するまでの間に何度も目が覚める状態のことです。中途覚醒が毎日のように起こると熟睡感が得られず、起床後の心身の状態に悪影響が及び、日中に眠気を感じるようになります。

中途覚醒は、加齢とともに起こりやすくなることがわかっています。2559人の成人を対象にした調査によると、週に3回以上、中途覚醒がある人の割合は、男性では40～50代で10・5％、60歳以上で23・1％。女性では、40～50代で14・5％、60歳以上で19・9％と報告されています（左ジペーのグラフ参照）。

年齢を重ねるにつれて、一般的に深い眠りが少なくなり、就寝中に目が覚めやすくなります。また、高齢になると、小さい振動や物音などの感覚的な刺激に反応しやすくなると考えられています。こうした変化は、加齢に伴う自然な老化現象です。就寝中に目覚めても、再び寝つくことができ、日常生活に支障をきたさないのであれば、あまり気にする必要はありません。

中途覚醒は加齢とともに起こりやすくなる

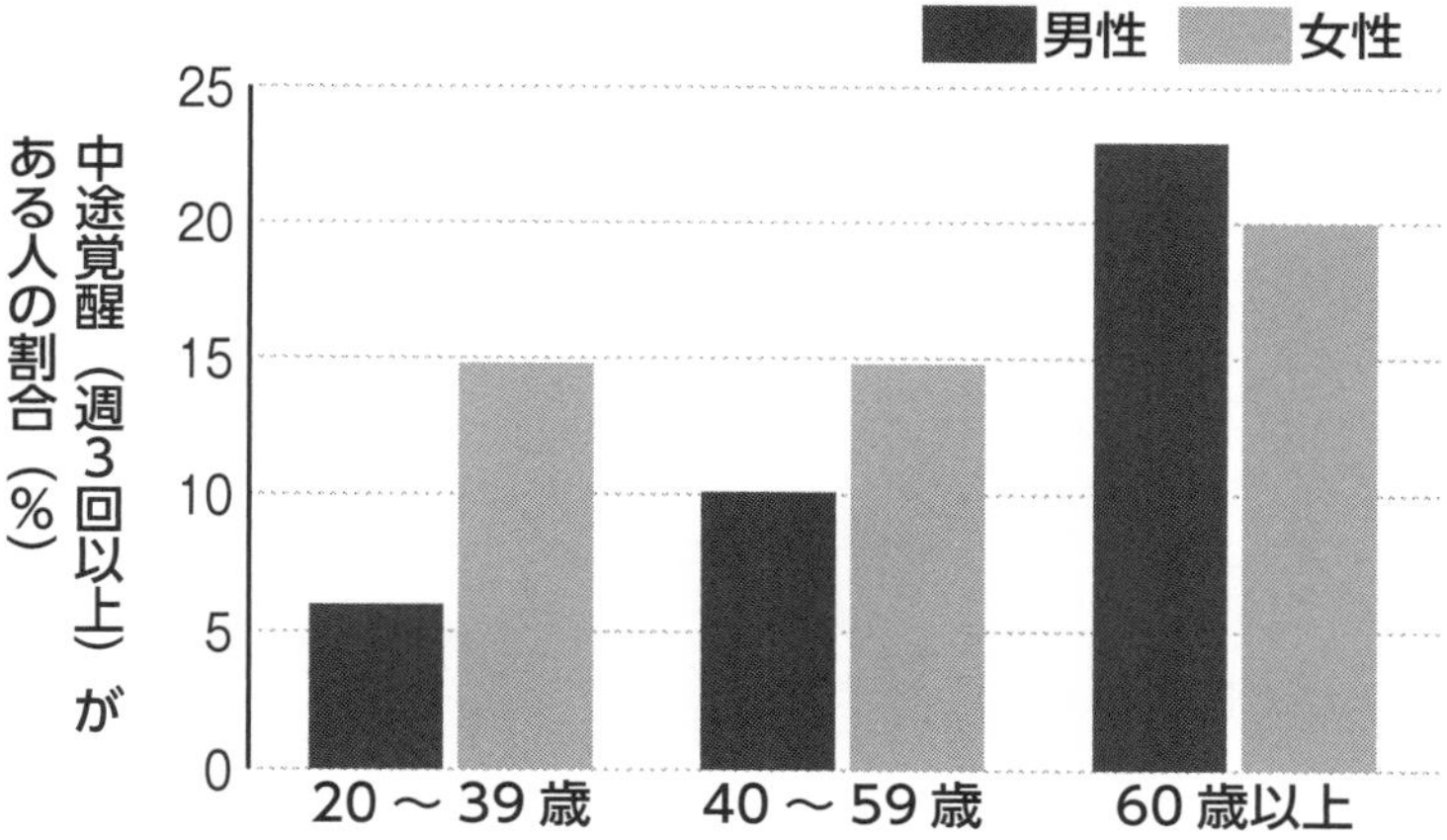

（女性心身医学　19（1）：103-9，2014）

しかし、目覚めたあと寝つくことができず、日中の生活に支障が生じる場合は要注意です。また、夜中に尿意が起こったり悪夢を見たりして目が覚め、睡眠が分断される場合には、なんらかの病気が隠れていることもあります。例えば、泌尿《ひにょう》器系の病気や糖尿病、睡眠時無呼吸症候群（Q80参照）、周期性四肢《しし》運動障害（Q66参照）、むずむず脚症候群（Q53参照）、レム睡眠行動障害（Q58参照）、うつ病、痛みやかゆみを伴う病気などがあると、中途覚醒が起こりやすくなります。

病気がなくても、日中に居眠りやうたた寝を頻繁にするような生活習慣のある人も夜間の睡眠が不安定になり、中途覚醒を起こしやすくなります。

（平田幸一）

Q58 中途覚醒の主な原因はなんですか？

中高年や高齢者では、就寝中に起こる尿意が中途覚醒《かくせい》の原因になっていることがよくあります。いわゆる、夜中にトイレに起きる「夜間頻尿」です。腎臓《じんぞう》や膀胱《ぼうこう》など泌《ひ》尿《にょう》器の機能が低下すると、排尿回数が増えやすくなります。男性の場合、前立腺《ぜんりつせん》が肥大してトイレが近くなる人が多くいます。利尿薬の服用で多尿になる人もいます。

そのほかにも、中途覚醒の原因として「睡眠時無呼吸症候群」があげられます。これは、舌の根元が落ち込んで気道がふさがり、睡眠中に呼吸が止まることで眠りが浅くなって、中途覚醒を引き起こす病気です。「周期性四肢《しし》運動障害」（Q66参照）という病気も、睡眠中に無意識に手足が動くため、目が覚めやすくなります。

夢でうなされて夜中に目を覚ますことが多い人は「レム睡眠行動障害」の可能性があります。本来、レム睡眠（Q5参照）のときは筋肉が弛緩《しかん》して体が動かない状態になります。ところが、レム睡眠行動障害を発症すると、レム睡眠中でも筋肉が動くため、夢の中での行動が現実の行動になり、悲鳴を上げて飛び起きるといった症状が現れます。

（平田幸一）

Q59 中途覚醒が現れ再び寝つけないときは、そのまま寝床にいたほうがいいですか？

睡眠時間は長ければ長いほどいいわけではありません。特に中高年の場合、**年齢を重ねるにつれて必要な睡眠時間は短くなります。**若いころと同じ睡眠時間を無理に取ろうとすると、途中で目が覚めたり、眠りが浅くなったりします。寝床にいる時間を短くすることで、中途覚醒《かくせい》が治まる人も少なくありません。

寝つけないのに寝床にいると、「眠れない、どうしよう」と心配や不安が募り、ますます寝つけなくなるという悪循環に陥る人もいます。寝床の中で眠れずに過ごした時間が長くなると、起床したときの不快感が強くなることもわかっています。

寝ている間に目が覚めて再び寝つけないときには、無理に眠ろうとしてはいけません。いったん寝床を離れ、ストレッチをする、音楽を聴く、本を読むなど、自分がリラックスできることをして、眠気が訪れるのを待ちます。そして、眠気を感じたら、再び寝床に入るようにするといいでしょう。ただし、リラックスするためにお酒を飲むと、アルコールが深い眠りの妨げになるので注意してください。

（平田幸一）

Q60 夜中に何度もトイレに行きたくなり、目が覚めます。対策はありますか？

夜間にトイレで目が覚める原因としては、まず**泌尿器《ひにょう》や内臓の病気**が考えられます。膀胱炎《ぼうこう》や尿路結石、膀胱結石、糖尿病などの疾患《しっかん》、男性の場合は前立腺肥大《ぜんりつせん》や前立腺がんがあると、尿が膀胱に少したまっただけでも尿意を感じるようになります。

次に、**過度のストレス**が考えられます。ストレスの過剰な状態が続くと、自律神経（意志とは無関係に血管や内臓の働きを支配する神経）のうち、心身の働きを活発にする交感神経が優位になり、夜間の排尿回数が増えることがあります。思い当たる場合は、泌尿器科や内科を受診し、診察を受けてください。

自分でできる対策としては、**水分をとる量や時間帯を見直すことが大切**です。

睡眠中は意外に汗をかくため、脱水を心配して、就寝前に水分をたくさんとることを習慣にしている人がおおぜいいます。もちろん、暑い時期に汗を大量にかくときには、就寝前の水分補給は重要です。しかし、さほど汗をかいていないのに、寝る前に水分をとりすぎると、就寝中に何度もトイレに起きる原因になります。

（平田幸一）

Q61 「悪夢」でうなされて夜中に目が覚めることがよくあります。中途覚醒ですか？

悪夢は、起きていて意識があるときの体験に基づくものが多く、その内容は現実味を帯びています。例えば、不審者に追いかけられたり、悪事を働いたことが発覚したり、高い崖《がけ》から突き落とされたりするような内容です。このように悪夢は、単なる夢と違って、不安や恐怖、怒りや嫌悪を伴うことが多いのが特徴です。

毎晩のように悪夢に苦しめられている場合は、「悪夢障害」という病気の疑いもあります。悪夢障害とは、**悪夢をくり返し見ることで睡眠が妨げられ、日常生活に大きな支障をきたす睡眠障害**です。また悪夢を見るのではないかと眠るのが怖くなるため、日中に強い睡魔に襲われ、著しい注意力の低下や事故の原因にもつながります。

世界的に使用されている精神疾患《しっかん》の診断・統計マニュアル第5版（ＤＳＭ－５）や、国際睡眠障害分類第3版（ＩＣＳＤ－３）には、悪夢障害の診断基準が示されています。悪夢障害に悩まされている人は意外に多く、海外の研究では、悪夢障害の生涯有病率は67～90％に上ると報告されています。

（西多昌規）

悪夢障害の診断基準

以下の３つの条件を満たした場合、悪夢障害が疑われる。ただし、正式な診断のためには、医療機関の受診が必須。

A.	長くて極度に不快な夢をくり返し見る。夢の内容をよく覚えており、生存や安全、体の健全性を脅かすものである。
B.	不快な夢から起きたあとは、すみやかに覚醒し、時や場所、自分の身元など、現在の自分の状況を的確に把握している。
C.	悪夢からの覚醒によって生じる夢体験、または睡眠障害によって、以下に示す臨床的に著しい苦痛、あるいは社会的・職業的、もしくはほかの重要な領域における機能の障害が少なくとも１つは生じている。 １. 気分障害（悪夢により不安や不快さが持続） ２. 寝ることに対し抵抗がある（悪夢を見るのではないかという恐怖、不安） ３. 認知障害（集中力・記憶力の低下） ４. 介護者、または家族への負の影響（断眠など） ５. 行動の問題（ベッドをさける、暗所恐怖） ６. 日中の眠気 ７. 易疲労性（疲れやすくなる） ８. 職業・教育機能の低下 ９. 対人・社会機能の低下

※西多昌規『悪夢障害』より引用、一部改変

Q62 悪夢を見なくなるための治療法はありますか？

「悪夢障害」の治療では、レム睡眠（Ｑ５参照）を抑制する作用のある三環系抗うつ薬などによる薬物療法が行われます。

自分でできる対処法もあり、それが「夢日記」です。まず、自分が見た夢の内容を簡単に書き出します。悪夢はストレスに影響される場合が多いので、書き出すことで自分にとって何がストレスになっているかを把握できる可能性があります。次に、その悪夢をこう変えたいという「良夢」についての内容を書き出してみます。そして、その良夢を10〜15分間くり返しイメージします。さらにその間、悪夢と、それをどのように変えたかについて書き出します。こうしたトレーニングを毎日最低５〜20分間行うと、悪夢を見る回数を減らすのに役立ちます。

また、夢を見ているときに大声で叫んだり暴力をふるったりするなど、睡眠中に異常な行動が現れる場合には「レム睡眠行動障害」が疑われます。異常な行動はレム睡眠で夢を見ているときに起こり、夢の内容は悪夢であることがほとんどです。治療法としては、クロナゼパムという薬や漢方薬の抑肝散《よくかんさん》などが使われます。（西多昌規）

Q63 「金しばり」で夜中に目が覚めます。病気でしょうか？ 対処法はありますか？

「金しばり」とは、寝入りばなや深夜に目が覚めたときに、意識がはっきりあるにもかかわらず、体が自由に動かせなくなる状態です。医学的には「睡眠麻痺《まひ》」と呼ばれています。

金しばりが起こるメカニズムは、はっきりと解明されていませんが、レム睡眠（Q5参照）の乱れが関係していると考えられています。頻繁に起こる場合は、「ナルコレプシー」（突然、耐えがたい眠気に襲われて短い居眠りをくり返す病気）などの病気が隠れていることもあります。

金しばりが起こったときに気が動転すると、ますます体を動かせなくなります。そこで対処法として、目をできるだけ動かして、少し離れたところにある物を見つめる動作をくり返してみてください。まっ暗な寝室でも、目が慣れてくれば家具やエアコン、照明などがわかり、目を向けることができるはずです。メカニズムは不明ですが、眼球を活発に動かすことで金しばりから脱しやすくなります。

（西多昌規）

Q64 夜中に「こむら返り」が起こって目が覚めます。何が原因ですか？

睡眠中や運動中に、ふくらはぎの筋肉が収縮してけいれんし、激痛に襲われるのが「こむら返り」です。症状が治まったあとも、鈍痛や違和感が残り、再び寝つきにくくなります。

こむら返りの原因は多岐にわたります。例えば、日ごろ運動不足の人が急に運動したときや脱水症状で体内の水分が不足したとき、熱中症を起こしたとき、足が冷えたときなどに、こむら返りが起こりやすくなります。筋肉にかかわるナトリウムやカリウムなどの電解質のバランスの乱れも、発症の原因になります。

こむら返りが頻繁に起こる場合は、病気が隠れていることもあります。腰椎《ようつい》（背骨の腰の部分）の疾患《しっかん》や糖尿病、肝硬変、腎《じん》不全などの病気があると、こむら返りが起こることがあります。そのほか、こむら返りが起こりやすい病気として知られているのが、下肢《かし》静脈瘤《りゅう》です。これは、股《こ》関節から足先までの下肢の静脈に異常が起こり、静脈内の血液が滞留して血管が浮き出る病気です。

（内村直尚）

Q65 夜間のこむら返りを防ぐセルフケアがあれば教えてください。

なるべく歩く機会を増やしたり、入浴のさいは湯船にゆっくりつかったりして、**ふくらはぎや太ももなどの血流をよくすることが大切**です。寒い時期は、くつ下やひざかけなどを利用して、足を冷やさないようにしましょう。

食事面では、汗を大量にかいたときや、アルコールを飲みすぎたときは、水分やナトリウム、カリウムなどの電解質が失われてしまいがちなので、**水分と塩分をこまめにとることを心がけてください**。緑黄色野菜やバナナなどの果物を積極的に食べれば、カリウムの補給に役立ちます。

ふくらはぎなどの血流を促すストレッチをするのも有効です。寝る前に、爪先《つまさき》を前後に動かすストレッチをしたり、ふくらはぎをマッサージしたりしてください。

また、こむら返りが急に起こったときの対処法もあります。つった足の爪先を手前に引き、ふくらはぎの筋肉を伸ばします。このとき、ひざを曲げないように注意してください（左ジペーのイラスト参照）。

（内村直尚）

寝ているときには「こむら返り」が起こりやすい

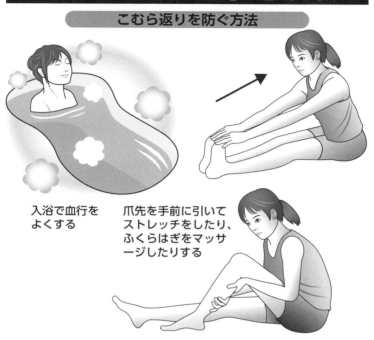

こむら返りを防ぐ方法

入浴で血行をよくする

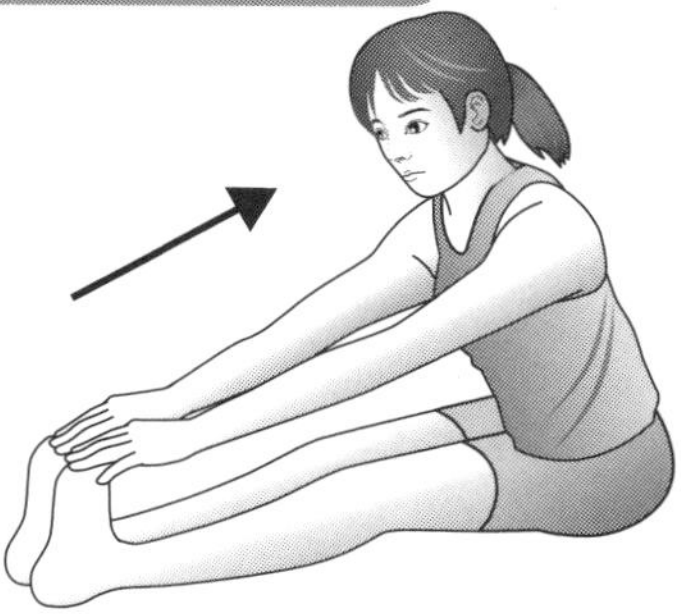

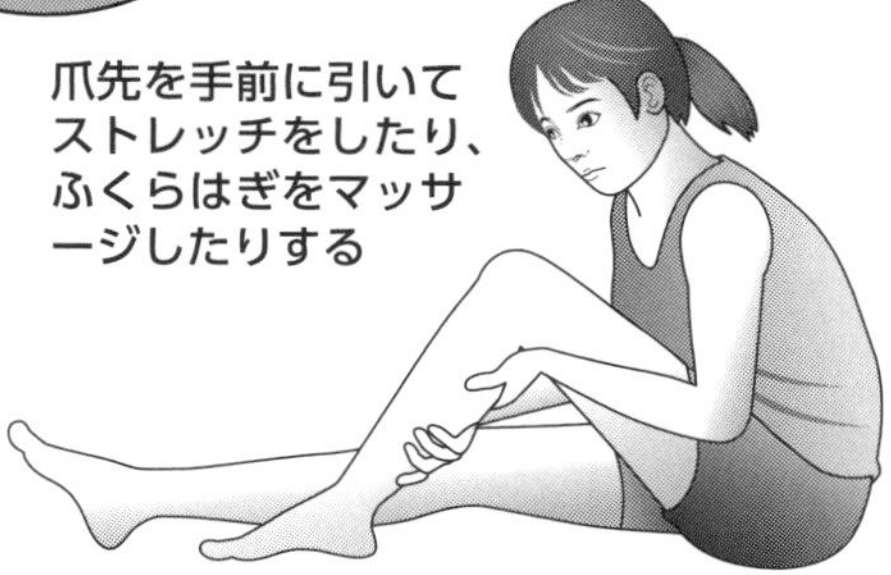

爪先を手前に引いてストレッチをしたり、ふくらはぎをマッサージしたりする

こむら返りが起こったときの対処法

爪先を手前に引き、ふくらはぎの筋肉を伸ばす。このとき、ひざを曲げないように注意する

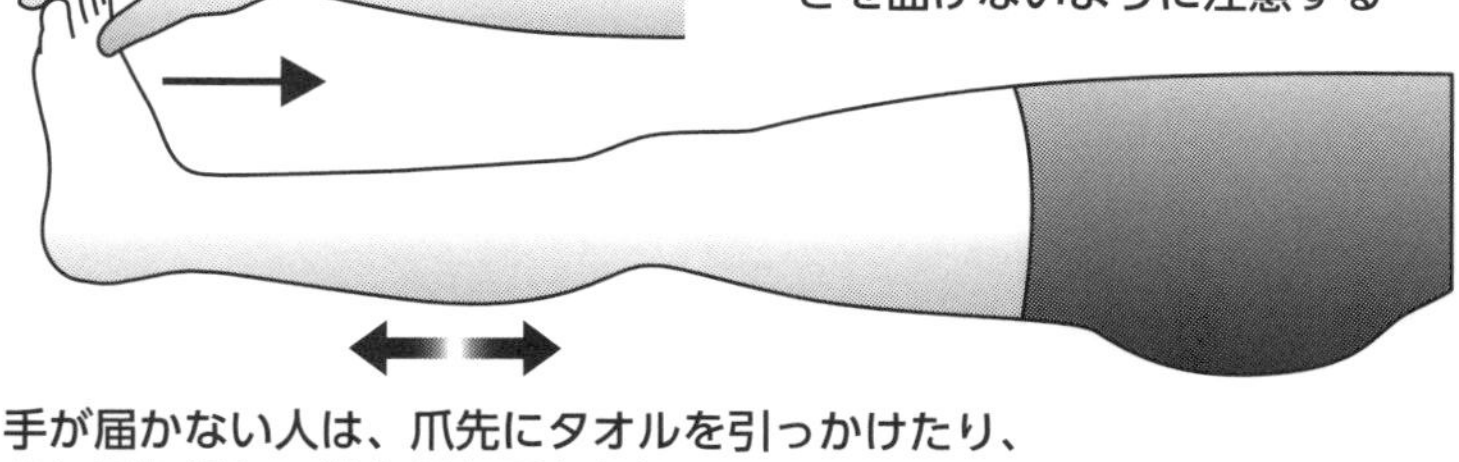

手が届かない人は、爪先にタオルを引っかけたり、タンスに押しつけたりしてもいい

Q66 夜中、足がガクッと動いたような感覚がして目が覚めます。原因はなんですか？

不眠を招く病気（睡眠障害）には、眠っているときに、足に異常な感覚が起こるものがあります。その一つが「周期性四肢《しし》運動障害」です。これは睡眠中、無意識のうちに足がガクッと動いたり、ピクピク動いたりする動作をくり返す病気です。

症状の程度は個人差が大きく、隣に寝ている人が気づかないほど動きが小さい場合もあれば、足で布団を跳《は》ね上げたり隣に寝ている人を蹴《け》とばしたりするほど激しい場合もあります。中には、足だけでなく、手や腕がピクピク動く人もいます。睡眠前半～中盤に起こりやすく、カフェインを多くとったときや、疲労がたまっているときに症状が出やすいのが特徴です。

周期性四肢運動障害になると足や腕が動いたときに目を覚ますため、眠りが浅くなり、睡眠が妨げられます。目を覚まさないこともありますが、脳は覚醒《かくせい》しているため、深い睡眠が得られず、日中に強い眠気や倦怠感《けんたいかん》が現れます。

周期性四肢運動障害の原因は明らかになっていませんが、ドーパミンという脳の神経伝達物質の機能障害が考えられています。

本人は就寝中にしょっちゅう目が覚める、熟睡感が得られない、といった症状に悩まされながらも、**寝ているときに足や腕が動いていることを自覚している人はほとんどいません。**隣で寝ていた家族などが異常な症状に気づき、本人に知らされることがほとんどです。

周期性四肢運動障害は、高齢になるにつれて有病率が高くなります。また、「睡眠時無呼吸症候群」（Q80参照）や「むずむず脚症候群」（Q53参照）と合併するケースがよくあります。

後者のむずむず脚症候群は、前者の周期性四肢運動障害よりも有病率は若干少ないものの、就寝中などに足に不快感が起こり、不眠の原因になります。

就寝中や、同じ姿勢で座りつづけているときなどの安静時に、足の内部や表面に虫がはうような感覚が起こり、足のほてりやかゆみ、痛みなどが現れます。症状は、夕方以降に出現しやすく、こうした足の不快感が現れると、足を動かしたいという衝動に駆られ、じっとしていられなくなります。

足を動かしたり、軽くたたいたりすると、不快症状は軽減しますが、足を動かすのをやめると再び症状が現れるため、寝つきにくくなります。

（内村直尚）

Q67 中途覚醒にはどのような睡眠薬が処方されますか？

主に、**「ベンゾジアゼピン受容体作動薬」**という睡眠薬が処方されます。この薬は、大脳のGABA《ギャバ》（γ《ガンマ》アミノ酪酸《らくさん》）受容体に作用し、情動や意欲などを抑制することで脳の活動を鎮め、催眠効果をもたらします。

医師がベンゾジアゼピン受容体作動薬を処方するときは、不眠の症状のタイプと薬の作用時間を基準にして選びます。この薬の作用時間には「超短時間作用型」「短時間作用型」「中間作用型」「長時間作用型」の4タイプがあります。夜中に目が覚めたり睡眠が浅かったりする**中途覚醒《かくせい》を主訴とする患者さんには一般的に、朝まで作用が持続するように、中間作用型や長時間作用型の睡眠薬が処方されます**（Q88参照）。

また、近年開発された**「オレキシン受容体拮抗《きっこう》薬」**（Q90参照）も、中途覚醒の時間を短縮する作用があり、中途覚醒の患者さんに処方されることがあります。

中途覚醒に加え、「睡眠時無呼吸症候群」（Q80参照）や「周期性四肢《しし》運動障害」（Q66参照）、「むずむず脚症候群」（Q53参照）などを合併している場合には、各疾患《しっかん》に応じた薬が処方されます。

（伊藤　洋）

第6章

不眠症のタイプ③「早朝覚醒」についての疑問8

Q68 朝早く目が覚める「早朝覚醒」は、どんな人に起こりやすいですか？

「早朝覚醒《かくせい》」は、本人が理想とする起床時間よりも早く目が覚め、寝つくことができなくなってしまう状態のことです。日本では、成人の約5・2％が早朝覚醒を経験しているという報告があります。

早朝覚醒は、中高年や高齢者に多く起こります。これは、加齢とともに体内時計（Q69参照）が朝型に変わってくるからです。一般に、女性よりも男性のほうが朝型になりやすく、50代ごろから朝早くに目が覚める人が増えてきます。

しかし、**早朝覚醒が起こっても、日中の生活に支障をきたさなければ、特に心配しなくていいでしょう。**日中に不調を感じなければ、朝早くに目が覚めるのは、加齢に伴う自然な生理現象だからです。

必要な睡眠時間には個人差があり、「何時間眠ったらいい」と明確にいうことはできません。みなさんは「8時間睡眠が理想」という話をよく耳にすると思いますが、実は個人個人を調べた科学的な根拠はないのです。理想の睡眠時間は、年齢や体質、

加齢に伴う体内時計の変化

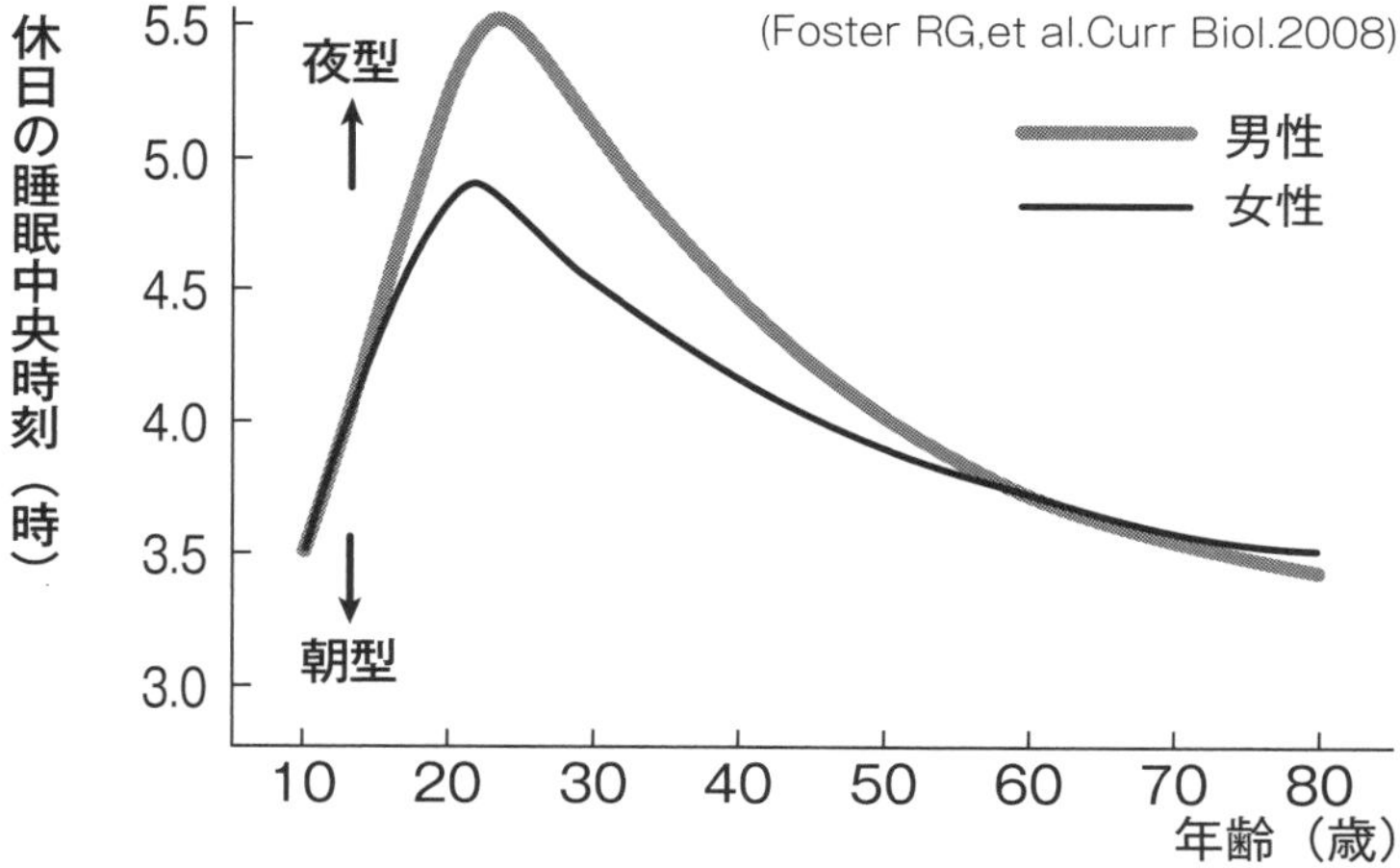

睡眠中央時刻とは、就寝時刻と起床時刻の中間の時刻のこと。睡眠中央時刻が早い人は「朝型」、遅い人は「夜型」と判断される。

性別によって違ってきます。

脳や体が必要とする睡眠時間は、加齢とともに減っていくのが一般的です。若い世代では、日中に活発に過ごしているため、脳や体が必要とする睡眠量が多くなります。

一方で、年齢を重ねると、日中の活動量が減少したり、基礎代謝（安静時のエネルギー消費）が低下したりするため、脳や体が必要とする睡眠量は必然的に少なくなります。

また、加齢に伴い、睡眠と関係の深い神経の働きや、ホルモンを分泌《ぶんぴつ》する能力が衰えてきます。その結果、年を取るにつれて、眠ることができる時間も短くなっていくのです。（平田幸一）

Q69 早朝覚醒の主な原因はなんですか？

私たちは、自分の意志で睡眠をコントロールすることはできません。実は、**睡眠と覚醒《かくせい》のリズムは「体内時計」によってコントロールされているのです。**

体内時計の働きによって、朝になると体温が上がったり、覚醒を促すホルモンが分《ぶん》泌《ぴつ》されたりして目が覚めます。夜には、メラトニン（Q４参照）というホルモンが分泌され、自律神経（意志とは無関係に血管や内臓の働きを支配する神経）のうち、心身の働きをリラックスさせる副交感神経が優位に働いて、眠気が訪れます。このように私たちの体は、意識しなくても、朝に目が覚め、夜に眠るしくみになっています。

ところが、**中高年になると、加齢に伴う変化が原因で、体内時計が少しずつ前に進んでしまいます。**中高年では、若い世代と比べて、眠くなるタイミングが1時間ほど早まるともいわれており、若いころと比べて早寝早起きになります。

また、**加齢に伴い、眠りが浅くなる**ことも原因の一つです。尿意やちょっとした物音で、朝早くに目が覚めるようになってしまうのです。

そのほか、早朝覚醒は**うつ病**で起こる場合もあります（Q73参照）。

（平田幸一）

Q70 朝早く目覚め、二度寝できなくなってしまいます。これは早朝覚醒ですか？

朝早く目が覚めて、そのあと二度寝ができないのは早朝覚醒《かくせい》の典型的な症状ですが、一時的なもので日中の生活に支障をきたさないのであれば、問題ありません。

高齢になると、老いや健康に対する不安が強くなり、睡眠時間を十分に確保することを重視しがちです。「朝早くに目が覚めるのは異常」「もっと長く眠らないといけない」といった考えにこだわりすぎると、余計に眠れなくなり、起きているときも憂うつな気分になって、元気に過ごせなくなります。

朝早く目が覚めても、日中に眠気や倦怠《けんたい》感を感じたり、不調が生じたりしなければ、自分に必要な睡眠時間が十分に取れていると考えていいでしょう。無理に二度寝をしようとせず、起床して活動を始めるようにしてください。

ただし、朝早くに目が覚めるせいで、日中の生活に支障をきたす場合は、不眠症のほか、睡眠相前進症候群（Q72参照）やうつ病（Q73参照）などの可能性もあるので、医療機関（Q30参照）を受診することをおすすめします。

（平田幸一）

Q 71 朝早く目が覚めて二度寝ができない場合、そのまま寝床にいるべきでしょうか？

私たちにとって必要な睡眠時間は脳が調整していて、それ以上眠ろうとしても、なかなか眠れるものではありません。ところが、朝早くに目が覚めてしまうと「もう少し眠ろう」として、しばらく寝床の中で過ごす人が多いようです。ある調査によると、寝床にいる時間と実際に寝た時間が一致しているのは20代までで、30代以降は徐々に差が開いてきます。特に60代以降になると、早い時間から床に就き、寝床にいる時間が長くなるにもかかわらず、実際の睡眠時間は減っていきます。

朝早くに目が覚めるのは、一種の老化現象です（Q69参照）。日中に不調を感じなければあまり気にせず、寝床から出て活動を始めてください。

日中に支障をきたす場合でも、**眠れないときに無理に寝床にいるのはさけましょう。**必要以上に長く寝床にいると、「眠れない」という不安や緊張が高まり、さらに眠れなくなるという悪循環に陥ります。**10分ほどたっても眠れないときは、いったん寝床から出て、眠くなるまでリラックスするよう心がけてみてください。**

（平田幸一）

Q72 夕方から眠くなり、早朝の3時ごろに目が覚めます。年のせいだけでしょうか？

睡眠の時間帯が、通常の社会生活に適した時間帯よりも前にずれて、夕方から眠くなって夜9時前に就寝し、まだ暗い早朝の3時ごろに目が覚める人がいます。いわゆる「極端な朝型タイプ」で、医学的には**「睡眠相前進症候群」**といいます。高齢者に多く見られ、夕方以降の社会生活や娯楽活動を行うことが困難になります。

睡眠相前進症候群は、加齢に伴う体内時計（Q69参照）のズレが原因で起こるため、睡眠薬を使えば治るというものではありません。

睡眠相前進症候群の場合、光に気をつける必要があります。早朝の光は体内時計のリズムをよりいっそう早め、悪化させる原因になるからです。朝早く目が覚めたときは、カーテンを閉めたり、ブルーライトカットのサングラスをかけたりして、太陽の光を浴びないようにしましょう。夜は、明るいところで過ごすようにして、起きているのがつらいと感じてから、寝室に行くようにしてください。

治療としては、高照度の光を照射する「高照度光療法」が有効です。

（平田幸一）

Q73 うつ病の人にも多いと聞きましたが、なぜですか？

うつ病は、不眠との相関関係が強い病気で、不眠が原因でうつ病になることがあれば、うつ病が原因で不眠になることもあります。前者の場合、不眠によって生じるさまざまな心身の不調が重なって、うつ病になりやすくなると考えられています。

ご質問のとおり、**不眠はうつ病の人に多く現れる症状です。うつ病の患者さんには特に早朝覚醒《かくせい》が多く見られますが、これは、体内時計（Q69参照）の乱れが原因ではないかと考えられます。**入眠障害や中途覚醒が起こることもあります。

うつ病を自覚していない人は、「よく眠れないから気分がすぐれないのだ」と考え、長く眠ろうとして早い時間から寝床に就いたり、寝床に長くいたりすることも少なくありません。その結果、寝つきがさらに悪くなったり、睡眠が浅くなったりして、もっと気分がすぐれなくなるという悪循環を招きます。

不眠以外でうつ病の人に起こる症状には、食欲不振、気分の落ち込み、興味の低下、意欲の減退などがあります。不眠とともに思い当たる症状があれば、うつ病が潜んでいる可能性もあるので、精神科や心療内科に相談してください。

（平田幸一）

Q74 精神が不安定になると早朝覚醒は起こりますか?

不眠は、うつ病（Q73参照）やパニック障害、統合失調症、認知症など、さまざまな精神疾患《しっかん》で現れやすい症状です。

早朝覚醒《かくせい》が多く見られるのは、うつ病などの気分障害です。気分障害では、早朝覚醒のほか、中途覚醒や入眠障害が起こります。うつ病の患者さんの睡眠を睡眠ポリグラフ検査（Q33参照）で観察すると、深い眠りのノンレム睡眠（Q5参照）が出にくく、浅い眠りのレム睡眠の出現するタイミングが早くなっていることがわかります。眠りが浅いため、早朝覚醒や中途覚醒が起こりやすくなってしまうのです。

また、うつ病の患者さんでは、睡眠中の脳波が覚醒状態に近く、夢を見やすいことも確認されています。

不安障害においては、寝つきの悪い入眠障害を訴える人が多く見られます。不安障害の人が強く感じる不安や恐怖は、脳を興奮させるため、眠りにくくなるからです。心的外傷後ストレス障害（PTSD）では、原因となった出来事が悪夢として現れることが多く、夜間に目が覚める中途覚醒も増えます。

（平田幸一）

Q75 早朝覚醒にはどのような睡眠薬が処方されますか？

早期覚醒《かくせい》を訴える患者さんには、主に「ベンゾジアゼピン受容体作動薬」という睡眠薬が処方されます。これは、大脳のGABA《ギャバ》（γ《ガンマ》アミノ酪酸《らくさん》）受容体に作用して脳の活動を鎮め、催眠効果をもたらす薬です。

ベンゾジアゼピン受容体作動薬は、作用時間から「超短時間作用型」「短時間作用型」「中間作用型」「長時間作用型」の4タイプに分類されます。

朝早くに目が覚めてしまう早朝覚醒の患者さんには、一般的に、朝まで薬の効果が持続するように、中間作用型や長時間作用型の睡眠薬が処方されます（Q88参照）。

ベンゾジアゼピン受容体作動薬には、抗不安作用もあるため、うつ病などの**精神疾《しっ》患《かん》が原因の不眠（Q74参照）に対しても処方されることがあります。**

そのほか、早朝覚醒の患者さんに処方されるのが**「オレキシン受容体拮抗薬《きっこう》」**（Q90参照）です。オレキシンは脳内にあるホルモンで、覚醒状態を維持する働きがあります。オレキシン受容体拮抗薬には、オレキシンの働きを弱めることで、眠りをもたらす作用があります。

（伊藤　洋）

第7章

不眠症のタイプ④
「熟眠障害」についての疑問9

Q76 睡眠時間は十分なのに眠りが浅い「熟眠障害」は、どんな人に起こりやすいですか？

「熟眠障害」は、ぐっすり眠ったという満足感が得られない状態のことです。健康な人は睡眠中に、浅い眠りの「レム睡眠」と深い眠りの「ノンレム睡眠」をくり返しています（Q５参照）。レム睡眠とノンレム睡眠をリズムよく交互にくり返すことで、しっかり眠ったという熟睡感と快適な目覚めを得られるのです。

熟眠障害の人は、レム睡眠が長く続いて脳が十分に休まらないため、ひと晩眠っても、スッキリと起きられなかったり、朝から疲れやだるさを感じたりします。また、日中の眠気に悩まされることになり、注意力や集中力、作業能力の低下など、日常生活に支障をきたすようになるのです。

熟眠障害は、**入眠障害**（Q17参照）や**中途覚醒**《かくせい》（Q18参照）、**早朝覚醒**（Q19参照）と併発しやすい症状です。そのほか、**睡眠時無呼吸症候群**（Q80参照）や**周期性四肢**《しし》**運動障害**（Q66参照）の人にも多く見られます。加齢に伴い、眠りが浅くなる傾向にあるので、**中高年や高齢者**でも熟睡感の欠如を訴える人が増えます。

（平田幸一）

Q77 ぐっすり眠れた感じがしないのですが、熟眠障害でしょうか？

「ぐっすり眠れた感じがしない」という人の中には、十分に睡眠が取れているにもかかわらず、「うとうとしただけで、ひと晩じゅうほとんど眠れなかった」と訴える人も少なくありません。「ぐっすり眠れない」という悩みを持つ人に話を聞いてみると、「しっかり休む生活が健康的」と考え、夜は早い時間に布団に入り、朝もゆっくり寝床で過ごす人が多いようです。

私たちに必要な睡眠時間は脳が調整していて、**必要以上に長く寝床にいると、眠りが浅くなったり、夜中に目が覚めたりして、熟睡感を得にくくなってしまいます。**ぐっすり眠れずに悩んでいる場合は、まず、就寝と起床の時間を見直してみることが大切です。また、日中に適度に体を動かしたり、昼寝を控えたりすると、ぐっすり眠れるようになる場合もあります。

ただし、**熟睡感を得られない状態が1ヵ月以上続き、日中に不調を感じる場合は、不眠症の疑いがあるので、**医療機関（Ｑ30参照）を受診してください。

（平田幸一）

Q78 熟眠障害が起こる原因はなんですか？

入眠障害（Q17参照）**や中途覚醒《かくせい》**（Q18参照）、**早朝覚醒**（Q19参照）など、ほかのタイプの不眠が原因で、熟睡感が得られない「熟眠障害」が起こるケースが多く見られます。また、**睡眠時無呼吸症候群**（Q80参照）**や周期性四肢《しし》運動障害**（Q66参照）も熟眠障害の原因の一つです。これらの場合は、それぞれの病気の治療をすることで、症状が改善することがあります。

そのほか、**必要以上に睡眠時間を確保することにこだわりすぎるのも、熟眠障害の原因になります**。中高年や高齢者の中には、「年齢を重ねるにつれて熟睡できない日が多くなった」と訴える人も少なくありません。

加齢とともに眠りが浅くなるのは、自然な老化現象です（Q69参照）。日中に不調を感じなければ、問題ありません。

「ぐっすり眠る」ことを重要視するよりも、「ふつうに眠れればいい」と考え方を変えてみましょう。長時間眠ることにこだわらなければ、熟睡感が得られるようになる場合もあります。

（平田幸一）

Q79 喫煙者は熟眠障害になりやすいと聞きましたが、本当ですか？

たばこの煙に含まれるニコチンには、気持ちを落ち着かせるリラックス効果がありますが、効果があるのは吸入直後だけです。そのあとは覚醒《かくせい》作用だけが数時間にわたって持続するため、**寝つきが悪くなります。**

また、喫煙者は、浅い眠りのレム睡眠（Q5参照）が増えて、深い眠りのノンレム睡眠（Q5参照）が減り、**熟睡感を得にくくなる**こともわかっています。

さらに、ニコチン依存症になると、**夜中にたばこを吸いたくなって目が覚めてしまう**こともあります。その結果、日中に眠気が現れ、眠気を覚ますためにたばこを吸い、さらに熟睡感が得られなくなる、といった悪循環に陥る人も少なくありません。

たばこには、ニコチン以外にも多くの有害物質が含まれ、さまざまな病気の原因になるため、「百害あって一利なし」です。喫煙者はニコチンパッチやニコチンガムを使用したり、禁煙外来を受診したりして禁煙を始めましょう。

たばこ以外でリラックスできる方法を見つけることも大切です。

（平田幸一）

Q80 家族から「いびきがひどい」といわれます。熟睡感がないのはいびきのせいでしょうか?

睡眠中にいびきをかく人は「睡眠時無呼吸症候群」の疑いがあります。睡眠時無呼吸症候群は、睡眠中に呼吸が止まる病気です。気道の閉塞《へいそく》が原因の「閉塞性」と呼吸中枢《ちゅうすう》の異常が原因の「中枢性」の二つに分けられますが、前者が大半を占めます。閉塞性睡眠時無呼吸症候群では、睡眠中に舌の根元や軟口蓋《なんこうがい》がのどの奥に落ち込み、気道が閉塞することが原因で、一時的に呼吸が止まります。無呼吸の状態が続くと、脳が呼吸をするように指令を出して呼吸が再開しますが、狭くなった気道を空気が通るため、舌の根元や軟口蓋が振動して、いびきが起こるのです。

睡眠時無呼吸症候群になると、睡眠が浅くなるため、熟睡感が得られず、中途覚醒《かくせい》(Q18参照)や起床時の頭痛が起こったり、日中に眠気や倦怠《けんたい》感を感じたりするようになります。しかし、自覚症状がない人も少なくありません。

毎晩のように激しいいびきをかく人は、睡眠時無呼吸症候群の可能性が高いので、医療機関(Q30参照)を受診するようにしてください。

(井上雄一)

Q81 「睡眠時無呼吸症候群」が起こる原因はなんですか？ どんな悪影響がありますか？

閉塞《へいそく》性睡眠時無呼吸症候群（Q80参照）は、睡眠中に気道が閉塞する（ふさがる）ことで起こります。

気道が閉塞する原因の一つが、**肥満**です。肥満ぎみの人は、首やのどの周囲についた脂肪が気道を狭くするため、眠っているときに閉塞が起こりやすいのです。また、**あごが小さい人や後ろに引っ込んでいる人**、高齢者、鼻閉（鼻づまり）の人も睡眠時無呼吸症候群のリスクが高いと考えられています。

睡眠時無呼吸症候群では、血液中の酸素濃度が低下し、脳や体へ供給される酸素量が少なくなります。すると、心臓は酸素を送るために過剰に働くようになります。また、脳は、無呼吸が起こるたびに覚醒《かくせい》状態になり、自律神経（意志とは無関係に血管や内臓の働きを支配する神経）のうち、心身の働きを活発にする交感神経が優位になります。その結果、**心臓や血管に負担がかかり、高血圧や糖尿病、心・脳血管疾患《しっかん》などの病気を引き起こすリスクが高まってしまう**のです。

（井上雄一）

Q 82 睡眠時無呼吸症候群の治療法やセルフケアの方法を教えてください。

睡眠時無呼吸症候群と診断されたら、適切な治療を行うことが大切です。治療には、主に**「口腔《こうくう》内装置」**と**「CPAP《シーパップ》療法**（持続陽圧呼吸療法）」の二つがあります。

口腔内装置による治療では、睡眠中にマウスピースをつけて、下あごを前方に移動させます。こうすることで、舌の根元や軟口蓋《なんこうがい》が前に出て、のどに落ち込みにくくなり、気道の閉塞《へいそく》を防ぐことができるのです。

CPAP療法は、睡眠時に鼻にマスクを装着し、専用の機械から空気を気道に送り込んで圧力をかけ、気道がふさがるのを防ぐ方法です。

軽症の場合は、セルフケアで症状が改善することもあります。

肥満ぎみの人は、**生活習慣を見直し、減量に取り組む**ことが大切です。飲酒も、舌や気道の周囲の筋肉がゆるみ、気道が閉塞する原因になるので、**控えましょう**。

また、**抱き枕《まくら》などを利用して横向きの姿勢で寝ると、**舌の根元や軟口蓋がのどの奥に落ち込みにくくなり、症状が改善することがあります。

（井上雄一）

Q83 睡眠中、足がピクピク動く「周期性四肢運動障害」の人は眠りが浅くなるとは本当ですか？

「周期性四肢《しし》運動障害」は、睡眠中に足がピクピク動く症状が周期的に現れる病気です。症状のせいで中途覚醒《かくせい》が起こったり、眠りが浅くなったりするため、日中の強い眠気や体のだるさに悩まされるようになります。原因はまだはっきりとはわかっていませんが、脳の神経伝達物質であるドーパミンの機能異常が関係していると考えられています。

周期性四肢運動障害は、特に高齢者に多く見られる症状です。また、周期性四肢運動障害の患者さんの中には、むずむず脚症候群（Q53参照）を合併している人も少なくありません。

本人に自覚症状がないことも多く、そばで寝ている家族が気づいて受診するケースが大半です。周期性四肢運動障害が疑われる場合は、ひと晩入院して、睡眠ポリグラフ検査（Q33参照）を行い、診断します。周期性四肢運動障害と診断された場合は、ドーパミンの働きを改善する薬物による治療が行われます。

（内村直尚）

Q84 熟眠障害にはどのような睡眠薬が処方されますか？

睡眠時無呼吸症候群（Q80参照）や周期性四肢《しし》運動障害（Q66参照）が原因の場合は、まず、それぞれの疾患《しっかん》の治療を行うことが大切です。そのうえで、睡眠薬を使った治療を行うことになります。

特に、重度の睡眠時無呼吸症候群と診断されている人は、睡眠薬によって気道が閉《へい》塞《そく》しやすくなったり、無呼吸からの呼吸回復が遅れたりする危険性が高いので要注意です。そのため、睡眠時無呼吸症候群の治療を優先して行い、無呼吸の症状がある程度改善してから、睡眠薬を使用することになります。

熟眠障害では主に**「ベンゾジアゼピン受容体作動薬」**が処方されます。これは、大脳のＧＡＢＡ《ギャバ》（γ《ガンマ》アミノ酪酸《らくさん》）受容体に作用し、催眠効果を発揮する睡眠薬です。ベンゾジアゼピン受容体作動薬は、作用時間で「超短時間作用型」「短時間作用型」「中間作用型」「長時間作用型」の４タイプに分けられます。

熟眠障害の患者さんには、目覚めがよくなることを目的に、「超短時間作用型」の睡眠薬が処方されることが一般的です（Q88参照）。

（伊藤　洋）

第8章

薬物療法についての疑問18

Q85 睡眠薬を使いはじめると依存してしまわないか不安です。大丈夫でしょうか？

以前使われていたバルビツール酸系の睡眠薬は、薬が徐々に効かなくなってやめにくくなり、間違った使い方（乱用）をすると生命に危険が及ぶケースもありました。

しかし現在、主に使われているベンゾジアゼピン受容体作動薬（Q88参照）は、適正な用法・用量を守って正しく使えば、重篤《じゅうとく》な副作用は少なく、長期に服用しても依存性は比較的低いといえます。この薬に比べてメラトニン受容体作動薬（Q89参照）やオレキシン受容体拮抗《きっこう》薬（Q90参照）は、さらに安全性が高いとされています。

とはいえ、**不眠の症状が改善したら、担当医に相談したうえで、適切な時期に睡眠薬の減量や中止を検討することが大切**です（Q96参照）。

睡眠薬への依存を防ぐ対策として医師は、睡眠薬の長期服用のリスクを十分に把握し、適切に処方しなければなりません。一方、患者さん側も、自分勝手な判断で薬の量を増減すると、かえって服用前より不眠が悪化しやすく依存につながるので、医師の指示に従って服薬することが極めて重要です。

（伊藤　洋）

Q86 睡眠薬を使っていると、いつか効かなくなってしまいませんか？

睡眠薬を長期にわたって服用していると薬の効きが徐々に弱くなり（耐性の形成）、十分な睡眠が取れなくなってしまうのではないかという不安を持つ人もいることでしょう。実際、睡眠薬を飲んでも眠れなければ睡眠薬を追加で服用したり、たまたま睡眠薬がなくても眠れた場合は勝手に服用をやめたりする人もいます。

確かに、睡眠薬の中には、薬の作用が減弱しやすいものがあり、同じ服用量では徐々に効かなくなるものもあります。また、睡眠薬の作用時間の違いにより、薬の耐性が出現しやすいものもあります。

代表的な睡眠薬のベンゾジアゼピン受容体作動薬（Q88参照）は一般に、作用時間の短いものほど早期に耐性が現れやすく、メラトニン受容体作動薬（Q89参照）やオレキシン受容体拮抗《きっこう》薬（Q90参照）は耐性が出現しにくいとされています。ただし、勝手に睡眠薬の服用量を増やしたり服薬を中断したりすると、不眠が悪化することもあるので、医師の指示をきちんと守る必要があります。

（伊藤　洋）

Q 87 治療に使われる睡眠薬にはどんな種類がありますか？

かつて使われていたバルビツール酸系の睡眠薬は、強力な催眠作用を発揮する一方で、薬を飲まないと眠れなくなったり、量を増やさないと効かなくなったり、強い副作用が現れやすいという問題があり、今ではほとんど使われていません。

現在、**日本の医療機関で主に用いられている睡眠薬には「ベンゾジアゼピン受容体作動薬」「メラトニン受容体作動薬」「オレキシン受容体拮抗薬《きっこう》」があります。**

ベンゾジアゼピン受容体作動薬は、「ベンゾジアゼピン系」の睡眠薬と「非ベンゾジアゼピン系」の睡眠薬に分けられ、どちらも脳の神経活動を抑えることで眠りやすくする作用があります（くわしくはQ88参照）。メラトニン受容体作動薬とオレキシン受容体拮抗薬は、脳内で睡眠の調整にかかわるホルモン系に働きかける睡眠薬で、副作用が少なく、より自然な眠りを促す作用があります（くわしくはQ89・90参照）。

医師は、不眠症のタイプ（入眠障害・中途覚醒《かくせい》・早朝覚醒・熟眠障害）など症状に応じて、このような睡眠薬を処方することになります。

（伊藤　洋）

Q88 不眠症の薬「ベンゾジアゼピン受容体作動薬」とは、どんな作用の薬ですか？

「ベンゾジアゼピン受容体作動薬」は、中枢《ちゅうすう》神経系の働きを抑える脳内の神経伝達物質であるGABA《ギャバ》（γ《ガンマ》アミノ酪酸《らくさん》）の働きを強める作用があり、脳の働きをおだやかにして催眠を促す睡眠薬です。

ベンゾジアゼピン受容体作動薬は、薬の化学構造の違いにより、さらに「ベンゾジアゼピン系」の睡眠薬と「非ベンゾジアゼピン系」の睡眠薬に大別されます。

ベンゾジアゼピン系の睡眠薬は、作用の持続時間が長いものから短いものまで種類がたくさんあります。**不安を和らげる抗不安作用や、筋肉の緊張をゆるめる筋弛緩《しかん》作用を持っていますが、ふらつきや転倒などの副作用を起こすことがあります。**長期に服用した場合には依存に陥り、服薬がやめにくくなる恐れもあります。

非ベンゾジアゼピン系の睡眠薬は、抗不安作用や筋弛緩作用は少なく、長期に服用した場合は、ベンゾジアゼピン系の睡眠薬に比べて軽度ですが、依存や耐性が生じるリスクはあります。薬の作用時間は短めです。

（伊藤　洋）

Q89 不眠症の薬「メラトニン受容体作動薬」とは、どんな作用の薬ですか？

夜になると、メラトニンというホルモンが脳から全身に放出され、眠りに就きやすくなります。メラトニンは脳の松果体（内分泌《ぶんぴつ》器の一種）で作られ、睡眠のタイミングにかかわる体内時計（Q11参照）のリズムに従って分泌されています。

「メラトニン受容体作動薬」は、入眠を促すメラトニンの受容体と、体内時計に作用することで自然な眠りを引き出し、睡眠と覚醒《かくせい》のリズムを整えます。

日本では現在、**「ラメルテオン」**というメラトニン受容体作動薬が治療で使われています。ラメルテオンは、ベンゾジアゼピン受容体作動薬（Q88参照）と違って、脳の活動を直接的に鎮める鎮静作用はなく、抗不安作用や筋弛緩《しかん》作用も少ないという特徴があります。**脳の温度を下げ、少し血圧を下げるなど、脳を「夜モード」に切り替え、体全体を眠りに就きやすい状態にすることで**、自然な眠りをもたらします。

夜型の患者さんや、睡眠時間のずれが改善しない患者さん、不安が弱い患者さんなどに適しています。薬の作用時間は短めです。

（伊藤　洋）

Q 90 不眠症の薬「オレキシン受容体拮抗薬」とは、どんな作用の薬ですか？

オレキシンは脳内にあるホルモンで、覚醒《かくせい》を促す働きがあります。脳の視床下部には、目覚めた状態を維持する「覚醒中枢《ちゆうすう》」と呼ばれる部位があり、この覚醒中枢の神経細胞の表面にあるオレキシンの受容体に、オレキシンが結合すると、覚醒の信号が発生し、覚醒状態が維持されます。

「オレキシン受容体拮抗薬《きつこう》」は、オレキシンの受容体への結合を遮断《しやだん》する作用があり、この覚醒遮断作用によって睡眠を促します。薬の作用時間はやや長めです。

オレキシン受容体拮抗薬の**「スボレキサント」**は、**寝つきにくい入眠障害に効果があるほか、覚醒系の神経のスイッチを遮断することで目覚めにくくさせるため、**夜間に目覚める中途覚醒や、眠りの浅い熟眠障害にも効果を発揮します。

筋弛緩《しかん》作用やふらつき、転倒などの副作用は確認されておらず、認知機能への悪影響も少ないといわれています。最近では「レンボレキサント」という新しいタイプのオレキシン受容体拮抗薬も登場しています。

（伊藤　洋）

Q91 睡眠薬には副作用があるそうですが、どんな悪影響が現れますか？

「ベンゾジアゼピン受容体作動薬」（Q88参照）の主な副作用は、次のとおりです。

●持ち越し効果……睡眠薬の作用が翌朝以降も持続し、日中の眠気、ふらつき、脱力、頭痛、倦怠感《けんたい》などの症状が現れる。作用時間が長い薬ほど、こうした症状が出現しやすい。

●記憶障害……催眠作用が強く、作用時間が短い薬を多く使いすぎると、服薬してから寝つくまでの出来事や、睡眠中の出来事、翌朝目覚めてからの出来事の記憶が一時的に失われるといった副作用が起こることがある。薬とアルコールを併用すると、特に記憶障害が出現しやすくなる。

●早朝覚醒《かくせい》・日中不安……作用時間が短い薬の場合、早朝に作用が切れて早く目が覚めたり、日中に薬の作用が消失して不安が増強したりすることがある。

●反跳性《はんちょう》不眠・退薬症候……特に、作用時間が短い薬の服薬を突然中断すると、睡眠薬の使用時よりも強い不眠が起こる（反跳）ことがある。不安や焦燥、振戦《しんせん》（筋肉の不随意運動）、発汗、そしてまれに、せん妄《もう》やけいれんなどが現れることもある。

●筋弛緩《しかん》作用……特に、作用時間の長い睡眠薬は筋肉を弛緩させる作用があり、ふらついたり、転んだりしやすくなる。

●奇異反応……ごくまれに、不安や緊張が高まり、興奮して攻撃的な言動が現れることがある。薬の作用時間が短い薬を多量に服用したときや、アルコールとの併用時に起こりやすいとされている。

「メラトニン受容体作動薬」（Q89参照）や「オレキシン受容体拮抗《きつこう》薬」（Q90参照）については、ベンゾジアゼピン受容体作動薬に比べて副作用は少ないものの、翌朝までの持ち越し効果、めまい、頭痛などの副作用の症状が起こることがあります。

睡眠薬の効果は服用後10～30分で現れるので、寝室に入る直前に服用します。もちろん、アルコールといっしょに睡眠薬を飲むのは厳禁です（Q92参照）。

睡眠薬を服用するときには、どんな副作用がどの程度、どのような時期に現れやすいかを医師に聞き、正確な知識を持っておくことが大切です。

そして、もしも副作用の症状が現れ、日常生活に支障が生じた場合には、医師に薬の種類を替えたり、量の調節をしたりしてもらわなくてはなりません。副作用が起こったときは、一刻も早く医師に相談してください。

（伊藤　洋）

Q 92 睡眠薬の服用を開始するときは、どんな注意が必要ですか？

睡眠薬は一般的に、不眠症のタイプに応じて使い分けられます。複数のタイプを併発している患者さんもいますが、数種類の睡眠薬を併用しても、必ずしも治療効果が上がるわけではなく、副作用が増える恐れもあります。そこで現在では、できるだけ**1種類の睡眠薬で治療を開始することが望ましいとされています。**

睡眠薬の服用を開始するときには、次のような注意が必要です。

●**用法・用量を守る……**自己判断で、服用量や服用回数を変えたり、服薬を中止したりすると、不眠の悪化や副作用の増強を招くことがある。

●**寝床に入る直前に飲む……**睡眠薬は服用してから10～30分程度で効いてくる。薬が効いているときに活動すると副作用の症状が現れやすくなるので、寝る準備が整ってから薬を飲み、速やかに寝床に入るようにする。

●**アルコールといっしょに飲まない……**アルコールを含むお酒を睡眠薬といっしょに飲むと、副作用や事故が起こることがあり、非常に危険。

（伊藤　洋）

Q93 高齢者が睡眠薬を服用する場合、特に注意すべきことはありますか？

高齢になると、持病や関節痛などによる心身のストレス、夜中にトイレに起きる夜間頻尿、加齢による睡眠リズムの変化（朝早く目が覚める、眠りが浅くなるなど）といった数多くの要因が重なり、不眠が起こりやすくなります。

加齢とともに内臓の働きも低下するため、薬の代謝・分解・排出に時間がかかり、薬の成分が体内に蓄積しやすくなります。**高齢者の場合は特に、肝臓での成分の分解がうまくできずに睡眠薬が効きすぎたり、副作用が出やすくなったりします。**

高齢の患者さんに睡眠薬を処方する医師は、副作用のリスクを考えて、睡眠薬の投与量を減らすことが一般的です。睡眠薬を増量するさいは、副作用で起こるふらつきや日中の眠気などがないことを確認したうえで、少しずつ増やしていきます。

薬が効いているときに立ち歩くと、ふらついて転倒する危険が高まります。服薬後、夜中にトイレに起きる場合は、はっきりと目が覚めてから照明をつけ、壁や手すりなどに手を添えて歩くなど、転倒予防を心がけてください。

（伊藤　洋）

Q 94
腰が痛くてなかなか眠れません。睡眠薬は処方してもらえますか？

腰にかぎらず、首やひざなど体のどこかに痛みがあると眠りにくくなります。また、痛みの治療で使われる薬の作用で不眠になることもあります。

痛みが原因で眠れないときには、まず、その痛みの原因となっている病気の治療を受ける必要があります。しかし、その治療の経過中に痛みが和らがず、ほとんど眠れない場合には、睡眠薬の処方が検討されます。睡眠薬を処方された場合は、漫然と使いつづけるのではなく、一定の期間限定で使うことが大切です。

アトピー性皮膚炎や慢性じんましんなどを発症すると、強いかゆみのせいで、眠れなくなることも少なくありません。この場合もまず、かゆみを抑える治療を受けることが必要ですが、それでも不眠が続く場合、患者さんの体の状況や不眠の重症度に合わせて睡眠薬が処方されるケースもあります。医師によく相談してください。

ただし、痛みやかゆみが原因で睡眠薬を服用するときには、日中の眠気などの副作用に留意することが大切です。

（伊藤　洋）

Q95 睡眠薬を服用したのに夜中に目が覚めました。このとき、もう一度飲んでもいいですか？

睡眠薬の効きが不十分なときは、そのことを医師に伝え、自分に合った薬や適切な量を処方し直してもらうことが原則です。夜中に目が覚めたからといって睡眠薬を追加で飲んだり、遅い時間に服用したりすると、翌日に眠気やふらつき、倦怠感《けんたい》などの副作用が起こりやすくなります。自己判断で服用量を増やしてはいけません。

ある種の胃腸薬は、睡眠薬の作用を遅らせることもあります。痛みやかゆみ、頻尿などの症状、睡眠時無呼吸症候群（Q80参照）、むずむず脚症候群（Q53参照）、うつ病などの病気のせいで眠れない場合もあります。また、持病の薬の副作用が原因で眠れなくなる場合もあります。このようなことがないか、確認しましょう。

なお、睡眠薬を飲んだからといって、毎晩ぐっすり眠れるわけではありません。服薬前は毎晩眠れなかったのが、週に2回に減った程度でも、効果があったと考えましょう。眠れないことをあまり気にしないで、日中はできるだけ体を動かし、活発に過ごすよう心がけることも大切です。

（伊藤　洋）

Q96 睡眠薬はやめられますか？　減薬・休薬の方法があれば教えてください。

睡眠薬は、いったん飲みはじめたら、必ずしもずっと飲みつづけなければならないという薬ではありません。不眠症の症状が治まれば、薬を減らしたりやめたりすべきです。

問題は、薬をやめる時期の目標と、どのようなペースで減らしていくかです。

一般に、減薬・休薬のタイミングを判断するポイントは「夜間の不眠症状が改善している」ことと「日中の心身の調子がよく、生活に支障がない」こと。つまり、夜間・日中ともに、ある程度の改善が確認できた場合です。そして、その状態が4～8週間持続していることが確認されると、睡眠薬の減薬・休薬が検討されます。

減薬の進め方は、例えば、1種類の睡眠薬の量をまず4分の1に減らし、1～2週間ようすを見て、問題がなければさらに量を減らしていきます。このように、時間をかけて減量していきます。2種類以上の睡眠薬を服用している場合は、よりゆるやかなペースで減薬していくことがすすめられています。薬の減量によって不眠の症状が再発した場合には、その前の量に戻って再び減薬を試みます。

そのほかにも、睡眠薬を服用しない休薬日を設け、1日、2日、3日と、その間隔を徐々に延ばしていく方法があります。

減薬・休薬の時期や進め方は、服用している睡眠薬の種類や患者さんの状態によって大きく異なり、主治医と相談しながら決めていきます。

服薬を急に中止すると、不眠が再発したり、動悸《どうき》や吐き気などの禁断症状（離脱症状）が現れたりする危険があるので、徐々に薬を減らしていくのが原則です。なお、最近は薬を減らしたときの不快症状が少ない睡眠薬も開発されています。

いずれにせよ、医師から指示された睡眠薬の用法・用量をきちんと守って服用し、らくに眠れるようにすることが、睡眠薬をやめる近道と考えられます。

また、**減薬するとともに「認知行動療法」（Q39参照）を行い、睡眠習慣や環境の見直しも行うことで、**休薬がしやすくなります。

ただし、不眠症の患者さんの中には、睡眠薬を長期に服用したほうが好結果につながる人もいます。例えば、糖尿病や高血圧、うつ病、統合失調症などの持病がある場合は、睡眠薬を服用してよく眠れたほうが持病の検査値などのコントロールがしやすくなり、日中のＱＯＬ（生活の質）も改善するケースがあります。

（伊藤　洋）

Q97 睡眠薬は完全にやめても大丈夫ですか？禁断症状は現れませんか？

睡眠薬を長期にわたって飲みつづけたあと、薬を減らしたり中止したりすると、不眠の再発、動悸《どうき》、吐き気、発汗、不安感などの症状が現れることがあります。こうした症状を「**薬の禁断症状（離脱症状）**」といいます。

睡眠薬をどれくらいの期間飲みつづけると離脱症状が現れるのかについては、個人差が大きく、いちがいにはいえません。しかし、長期にわたる服用や多量使用、多種類の薬の併用は、間違いなく離脱症状を起こしやすくします。

離脱症状を防ぐためには、医師から指示された睡眠薬の用法・用量をきちんと守り、減薬・休薬をするときには、時間をかけてゆっくりと進めることが重要です（Q96参照）。服薬を一気に中断すると、一時的に不眠症状が悪化することがあります。日中も、不安感やイライラ感、知覚過敏などを感じやすくなります。

適切な方法で減薬しても、離脱症状が起こっている場合は、不眠症が改善していない可能性があります。一刻も早く医師に相談してください。

（伊藤　洋）

Q98 睡眠薬を服用すると認知症になると聞きました。本当でしょうか？

ベンゾジアゼピン系の睡眠薬（Q88参照）を長期に服用すると、一時的に認知機能（記憶力や判断力など）が低下することがあります。睡眠薬の服用で認知症の発症リスクが高くなるかどうかは相反する研究報告があり、結論は出ていません。**発症リスクが高まるとする海外の研究では、数年から数十年にわたって服用した人は、服用しなかった人に比べて、発症リスクが１・５〜３倍に高まると報告**されています。

一方、不眠症が、認知機能を低下させるリスク要因の一つになることはわかっています。アルツハイマー型認知症は、β《ベータ》アミロイドという物質が脳内に蓄積することが原因ですが、不眠の人はβアミロイドが脳内から排出されにくいという研究もあります。ですので、服薬のメリットとデメリットを知ったうえで、不眠の症状が強い場合は睡眠薬を使う治療を検討してもいいでしょう。

なお、認知症の人が睡眠薬を長期服用すると、日中の強い眠気で事故が起こる危険性も高まります。睡眠薬の高用量、多剤併用、長期服用には要注意です。（伊藤　洋）

Q99 不眠症に効く「漢方薬」はありますか？

不眠症の治療の保険適用となっている漢方薬は、大柴胡湯《だいさいことう》、柴胡桂枝乾姜湯《さいこけいしかんきょうとう》、半夏厚朴湯《はんげこうぼくとう》、抑肝散《よくかんさん》、帰脾湯《きひとう》、酸棗仁湯《さんそうにんとう》、温経湯《うんけいとう》などがあり、これらにはハンゲ、サイコ、オウゴン、カンゾウ、トウキ、オウギなどの生薬が配合されています。

これらの漢方薬は保険適用となっているものの、いずれも不眠症の治療効果を示すエビデンス（科学的根拠）は確立していません。また、生薬とはいえ漢方薬を多量に摂取すると、副作用が起こることもあります。**漢方薬を服用する場合には、治療効果が限定的であることを承知しておく必要があるでしょう。**

漢方薬のほか、市販されているサプリメント（栄養補助食品）に関心を持つ人も多いことでしょう。しかし、確かな臨床試験によって有効性が評価されたサプリメントはごく少ないのが実情です。中には、薬と同じような成分が含まれていることもあり、長期に摂取したときの安全性は保証されていません。

サプリメントを使用する場合は、治療効果や安全性が実証されていないことを承知のうえで試してみて、改善が見られない場合はすぐ中止すべきです。

（伊藤　洋）

Q 100 市販されている「睡眠改善薬」は服用してもかまいませんか？

不眠に対する効果をうたう市販薬は、薬局で「睡眠改善薬」という名称で売られており、処方箋《せん》がなくても気軽に買えます。睡眠改善薬は、カゼ薬やアレルギーの薬などに含まれる抗ヒスタミン薬の一種です。抗ヒスタミン薬は、くしゃみや鼻水、皮膚のかゆみなどの症状を抑える作用があるとともに、副作用として眠気を引き起こすものもあります。睡眠改善薬は、この副作用を利用して開発された薬です。

睡眠改善薬を飲みつづけると、依存や耐性が生じやすく、催眠作用が弱まってしまい、不眠症という病気に対する治療効果も実証されていません。また、翌日まで薬の作用が残りやすく、日中に眠気などを感じることもあります。

睡眠改善薬は一過性の不眠に対し、たまに頓服《とんぷく》として使うのが適切です。服用する場合は短期間にとどめ、眠れないからといって量を増やすようなことはやめましょう。

なお、病院で不眠症の治療を受けている人は、勝手に市販薬を服用してはいけません。事前に、必ず医師に相談してください。

（伊藤　洋）

Q101 睡眠薬以外にも不眠症の治療に使われる薬はありますか？

睡眠時無呼吸症候群やむずむず脚症候群などの睡眠障害がある患者さんには、睡眠薬とともに、次のような薬が使われることもあります。

●精神疾患《しっかん》に使われる薬

うつ病になると、不眠が高い頻度で起こります。うつ症状がある人に「抗うつ薬」を使うことで不眠が改善することがあります。ベンゾジアゼピン受容体作動薬（Q88参照）の副作用が起こった場合にも、抗うつ薬が処方されることがあります。

不眠に対する強い不安や緊張から、体を活発にする交感神経が優位の状態が続き、睡眠薬の効果が十分に得られなくなることがあります。その場合、睡眠薬を服用する前に「抗不安薬」を使って交感神経の働きを鎮め、睡眠薬を効きやすくします。

統合失調症や双極性障害、認知症などの精神疾患で使われる「抗精神薬」は、脳の活動を鎮めて入眠を促します。この薬は、せん妄《もう》のある人や、睡眠薬を長期間服用している人が薬を中断するときなどにも使われます。

●睡眠時無呼吸症候群に使われる薬

閉塞《へいそく》性睡眠時無呼吸症候群（上気道の閉塞により鼻・口の気流が止まるタイプ）の患者さんには、呼吸を促進させるアセタゾラミドやプロゲステロン、睡眠中の筋肉の緊張を高めるクロミプラミンといった抗うつ薬などが使われます。中枢《ちゅうすう》性睡眠時無呼吸症候群（呼吸中枢機能の異常により呼吸が止まるタイプ）の患者さんには、アセタゾラミドやクロミプラミンという薬を使うことがあります。筋肉をゆるめる作用のある睡眠薬を使うと、舌がのどに落ち込みやすくなり、いびきがひどくなります。

●むずむず脚症候群（レストレスレッグス症候群）に使われる薬

ドーパミン（神経伝達物質の一種）の伝達機能を改善するドーパミン系の薬物や、神経に作用する非ドーパミン系の薬物、抗けいれん薬などが使われます。

●周期性四肢《しし》運動障害に使われる薬

ドーパミン系の薬物などが使われます。

●レム睡眠行動障害に使われる薬

ベンゾジアゼピン受容体作動薬を服用しても効果がない場合は、三環系抗うつ薬を使うことがあります。また、パロキセチン、抑肝散《よくかんさん》、ドネペジル、プラミペキソールなどの薬の処方が検討される場合もあります。

（伊藤　洋）

Q 102 睡眠薬はほかの薬やドリンク剤などといっしょに飲んでもかまいませんか？

複数の薬の飲み合わせによって相互の薬の作用・副作用が増強することがあり、これを「薬物相互作用」といいます。睡眠薬の場合は、カゼ薬や抗うつ薬、糖尿病や高血圧などの生活習慣病の治療薬、マクロライド系抗菌薬、消化性潰瘍《かいよう》薬、副腎《じん》皮質ホルモン薬などとの薬物相互作用があります。睡眠薬の服用を開始するときには医療機関に「お薬手帳」を持参し、医師や薬剤師に相談してください。サプリメント（栄養補助食品）も、睡眠薬の分解を妨げることがあるので注意が必要です。

また、ドリンク剤は、アルコールやカフェインが含まれているものが多く、睡眠薬と併用すると、睡眠薬の作用・副作用が増強します。そのため、朝起きられなくなったり、起床後も眠気や頭重《ずおも》、めまい、ふらつきといった睡眠薬の副作用が起こったりします。睡眠薬をアルコールと併用すると、一時的な記憶障害が起こる危険も高まります。グレープフルーツやグレープフルーツジュースに含まれる成分も、睡眠薬の催眠効果を増強してしまう作用があります。

（伊藤　洋）

第9章

不眠のセルフケア①
「運動」に
ついての疑問10

Q103 セルフケアで不眠や不眠症はどれくらい改善しますか?

一時的な不眠は健康な人にもよく起こりますが、不眠が1ヵ月以上続き、日中の眠気や心身の不調など、日常生活に支障をきたす場合は「不眠症」と診断されます。不眠が続くときは、まず医療機関（Q30参照）を受診することをおすすめします。慢性的な不眠の背景に、いろいろな病気が隠れている場合もあるからです。

一時的な不眠であれば、セルフケアでの改善が大いに期待できます。また、不眠症と診断された場合も、治療と並行してセルフケアを行うことが推奨されています。

不眠症と診断されると、症状に応じてさまざまな治療が行われますが、基本となるのが「睡眠衛生指導」（Q43参照）です。不眠症の治療では、患者さん本人が睡眠に関する正しい知識を身につけ、睡眠習慣を見直すことが欠かせません。不眠を招く生活習慣の乱れや考え方を正すことで、不眠が解消する人も少なくないのです。そのほか、寝具や寝室の環境も、睡眠に大きな影響を与えます。不眠を改善するためには、このようなセルフケアを行うことがとても重要といえるでしょう。

（白濱龍太郎）

Q104 不眠のセルフケアで特に大事なことはなんですか？

私たち人間にはもともと、夜になると眠り、朝に目が覚めるという睡眠と覚醒《かくせい》のリズムが備わっており（Q４参照）、夜になると脳や体はしだいに休息モードに切り替わるしくみになっています。しかし、なんらかの不安があったり、緊張したりすると、脳や体が興奮した状態が続くため、なかなか寝つけず、眠りも浅くなってしまいます。そのため、**不眠に悩む人は、就寝する前に心身の緊張をほぐすためのリラックスタイムを設け、興奮した脳や体を休息モードに切り替えていくことが大事です。**

休息モードになると、体の力が抜け、体温が徐々に下がり、呼吸数や心拍数も低下します。自律神経（意志とは無関係に血管や内臓の働きを支配する神経）のうち、心身の働きをリラックスさせる副交感神経が優位になり、眠りへの準備が始まるのです。

眠ろうと思って寝床に入っても、なかなか眠れないのは、副交感神経ではなく、交感神経（心身の働きを活発にする自律神経）が優位になっているからです。お風呂《ふろ》にゆっくりつかったり、音楽を聴いたり、ストレッチをしたりするなど、自分に合ったリラックス法を行うと副交感神経が優位になり、眠りやすくなります。（白濱龍太郎）

Q 105 不眠の改善にはどんな運動を行うといいですか？

不眠を改善するためには、日中は活動的に過ごしてほどよく疲労し、脳や体が休息を求める状態に導くことが大切です。適度な運動を行うと、睡眠と覚醒《かくせい》のリズムにめりはりがつき、質のいい睡眠につながります。

運動としておすすめなのが、ウォーキングです。ウォーキングのようなリズミカルな反復運動は、セロトニンというホルモンの分泌《ぶんぴつ》を促すことがわかっています。セロトニンは、眠気をもたらすメラトニン（Q４参照）というホルモンの原料になります。ウォーキングを行うと、日中にセロトニンがたくさん分泌され、夜にはセロトニンをもとに大量のメラトニンが作られるので、不眠症の改善に役立つのです。

ウォーキングのスピードは、いっしょに歩く人と会話ができるくらいが目安です。息が上がらず、軽く汗ばむくらいの速さで、一定のリズムを意識しながら30分程度行いましょう。腹式呼吸を意識しながら行うと、セロトニンの分泌がさらに増えます。

ウォーキングのほかにも、ジョギングやストレッチなど、自分が取り組みやすい運動を見つけて、積極的に体を動かすことを心がけましょう。それまで運動習慣のなかった人は、いきなり慣れない運動を行うのではなく、犬の散歩やラジオ体操など無理なくできるものから始めてみてください。

運動を行ううえで大切なのは、習慣化して継続することです。ウォーキングなどの運動をたまに行うのでは、効果はあまり望めません。運動を行う時間が作れない場合は、ふだん乗車する駅やバス停の一つ先まで歩いたり、降車する駅の一つ手前で降りたりするのもいいでしょう。エスカレーターやエレベーターを使わずに、階段を上る程度でもかまいません。

米国のノースウェスタン大学が行った研究では、こうした運動を継続的に行うことで睡眠時間が平均45分増えた、と報告されています。そのほか、運動を長期間続けることで、寝つきがよくなり、夜中に目を覚ますことも減って熟睡感が得られやすくなることが、さまざまな研究から明らかになっています。

このように運動は不眠の改善に役立ちますが、寝る前の激しい運動には注意が必要です。例えば、会社からの帰宅途中でスポーツジムに寄り、エアロビクスや筋トレなどの激しい運動を行うことはおすすめしません。自律神経（意志とは無関係に血管や内臓の働きを支配する神経）のうち、心身を活発にする交感神経が過剰に働くようになるため、かえって寝つきが悪くなるからです。

（白濱龍太郎）

Q 106 ウォーキングは効果がありますか？いつ行うといいですか？

ウォーキングなどの運動を継続することは、不眠の改善に有効といえます（Q105参照）。また運動は、行う時間にも気をつけると、より効果が高まります。

私たち人間の体温は、起床する少し前から徐々に上がりはじめて、夕方ごろに最も高くなり、そこから夜に向かって徐々に下がってきます（左《ジペー》のグラフ参照）。そして、高くなった体温が下がってきたときに眠気が起こるしくみになっています。望ましい時間帯に眠気が訪れるようにするためには、体温のリズムを整えることが大切です。不眠症の患者さんの中には、夜になっても体温が下がりにくくなっているケースが多く見られます。

熟睡するには、体温が高い状態から低い状態へ下がるときの落差を大きくすることが重要です。そのためには、夕方5時から夜7時ごろまでの間に軽い運動を行うといいでしょう。夜に向かって体温が下がりはじめる時間帯にウォーキングなどの運動を行うと、いったん体温が上がります。その後、体温が上昇した反作用でゆっくり下が

1日の体温（深部体温）の変化

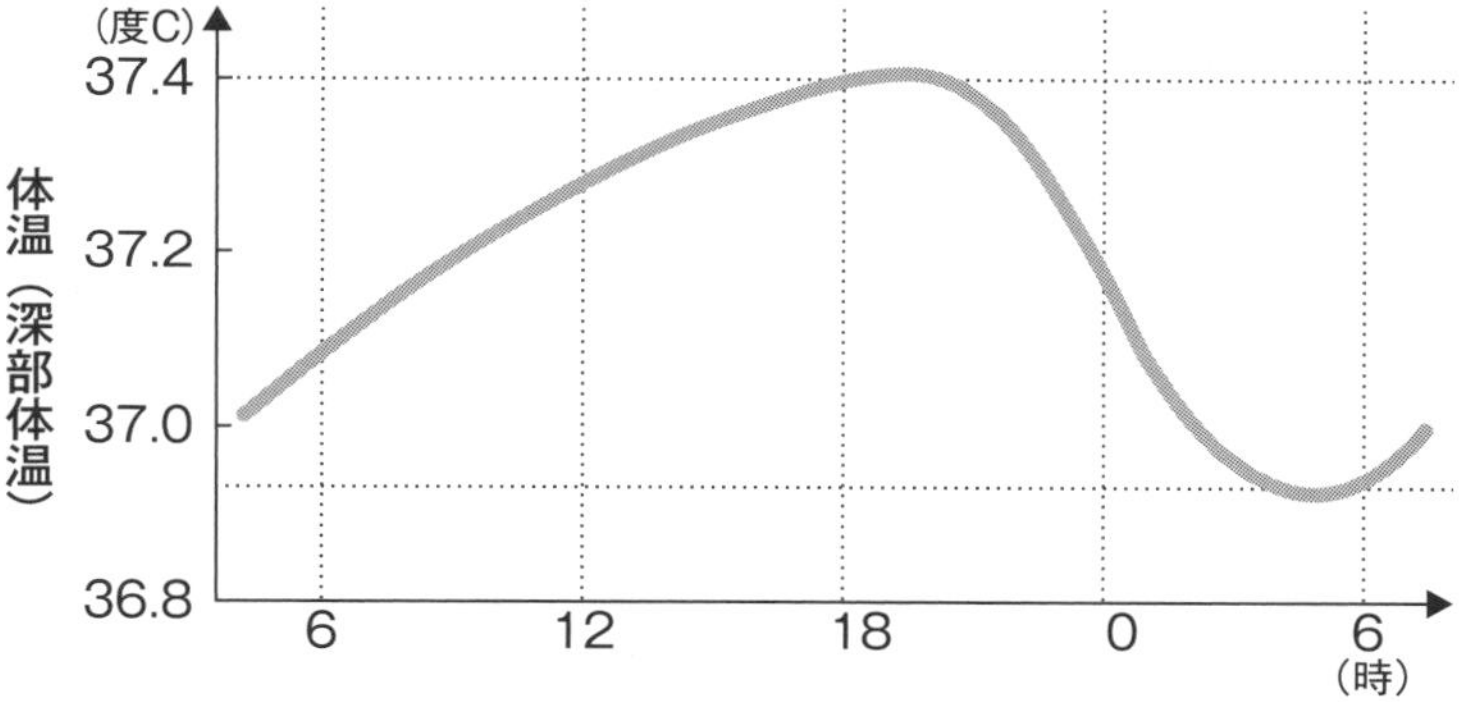

体温は、起床する少し前から上がりはじめ、夕方ごろに最も高くなる。そのあと、徐々に下がりはじめるときに、眠気が起こる。

っていくので、ちょうど就寝する時間に眠気が起こりやすくなるのです。このように、体温の高低差を大きくすることが、寝つきをよくし、熟睡感を得るためのポイントです。

ただし、寝る直前に体温を上げると、逆に眠れなくなってしまいます。運動は、遅くとも、就寝時間の3時間前までに行いましょう。

そのほか、**朝に日光を浴びながらウォーキングを行うのもおすすめ**です。朝日には、睡眠と覚醒《かくせい》のリズムを整える働きがあります。起床してから約3時間以内に朝日を浴びると、睡眠と覚醒のリズムが調整され、望ましい時間帯に眠気が出現するようになります。例えば、朝7時に起床する人なら、午前10時までに日光を浴びながらウォーキングなどの軽い運動を30分程度行うといいでしょう。

（小川景子）

Q107 寝つきをよくするには「自律訓練法」がいいと聞きました。どんな方法ですか？

「自律訓練法」は、自分で心身の緊張を解き、リラックスできるようになるための訓練法です。ドイツの精神科医Ｊ・Ｈ・シュルツ博士によって開発され、心身症や神経症の治療、ストレスの緩和などのために使われてきました。

自律訓練法では、体の部位ごとに力を抜き、リラックスしたときの体の状態を意識的に作り出します。リラックスしたときには、筋肉の緊張が解けるため、体が重く感じられます。また、筋肉の緊張が解けてほぐれると血流がよくなるため、手足や腹部が温かく感じられます。心臓は規則正しく拍動し、呼吸がゆったりとりします。

こうした状態で、「手が重い」「手が温かい」「おなかが温かい」といった決められた言葉を心の中でくり返して自己暗示をかけます。こうすることで、心身ともにリラックスするため、眠りやすくなるのです（やり方はＱ１０８参照）。

自律訓練法は、特に寝つきの悪い入眠障害の人に効果が高く、就寝前のリラックス法としておすすめです。

（白濱龍太郎）

Q108 自律訓練法のやり方をくわしく教えてください。

自律訓練法は、八つの段階（①背景公式、②第一公式、③第二公式、④第三公式、⑤第四公式、⑥第五公式、⑦第六公式、⑧消去動作）で構成されています。

行う場所は、騒音が少なく静かで、明るすぎず暗すぎない環境を選びましょう。まず、体を圧迫する衣服や小物ははずし、イスに座る、または床にあおむけに寝ます。そして、気持ちを落ち着かせてから、軽く目を閉じます。

次に、心身をリラックスさせた状態で、「手足が重たい」、「手足が温かい」、「心臓が穏やかに規則正しく鼓動している」、「らくに呼吸している」、「おなかが温かい」、「額が心地よく涼しい」といった言葉を、それぞれの部位に意識を集中させながら唱えます。この言葉は、リラックスしたときに起こる心身の状態を表したものです。言葉を自分にいい聞かせ、自己暗示をかけるイメージで行いましょう。

最後に、消去動作を行い、心身を目覚めさせます。心身の緊張が解けたまま日常動作に戻ると、ふらつきや脱力感が生じる場合があるからです。ただし、就寝前に行う場合は、消去動作を省略し、そのまま眠りに就いてもかまいません。（白濱龍太郎）

自律訓練法のやり方

- 体を圧迫する衣服や小物ははずしておく
- イスに座るかあおむけに寝て、気持ちを落ち着かせ、軽く目を閉じる
- 背景公式→第１公式→第２公式→第３公式→第４公式→第５公式→第６公式→消去動作の順で行う。時間がない場合は、第２公式まででもいい

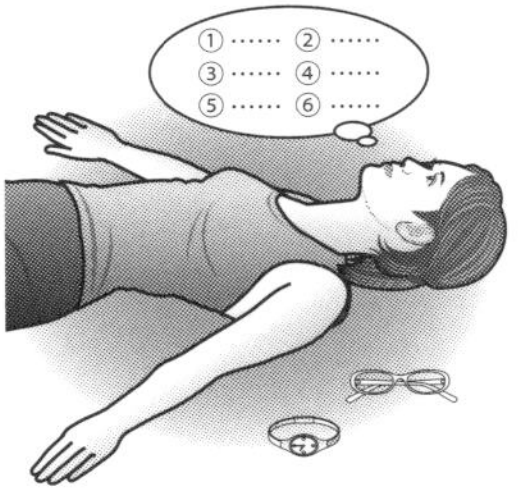

背景公式	「気持ちが落ち着いている」と心の中でゆっくり唱える。
↓ 第１公式	右手（利き手）に意識を向け、右手の重さを感じながら、心の中で「右手が重たい」とゆっくり唱える。次に「左手が重たい」「右足が重たい」「左足が重たい」と順番に行う。
↓ 第２公式	右手（利き手）に意識を向け、右手の温かさを感じながら、心の中で「右手が温かい」とゆっくり唱える。次に「左手が温かい」「右足が温かい」「左足が温かい」と順に行う。
↓ 第３公式	胸に意識を向け、「心臓が穏やかに規則正しく鼓動している」と心の中でゆっくり唱える。
↓ 第４公式	呼吸に意識を向け、「らくに呼吸している」と心の中でゆっくり唱える。
↓ 第５公式	おなかのあたりに意識を向け、「おなかが温かい」と心の中でゆっくり唱える。
↓ 第６公式	額に意識を向け、「額が心地よく涼しい」と心の中でゆっくり唱える。
↓ 消去動作	両手を握ったり開いたりする。次に両ひじを曲げたり伸ばしたりする。最後に大きく背伸びをし、深呼吸をする。ただし、就寝前は行わなくていい。

Q 109 中途覚醒を改善するには「漸進的筋弛緩法」がいいと聞きました。どんな方法ですか?

不眠症の人は、就寝前でも自律神経（意志とは無関係に血管や内臓の働きを支配する神経）のうち、心身の働きを活発にする交感神経が過度に働き、筋肉が緊張しがちな傾向があります。これが、不眠の原因になっていることも少なくありません。

「漸進的筋弛緩法《しかん》」は、筋肉の緊張を解くことで、精神的なリラックス状態へ導く方法です。具体的には、筋肉に力を入れて緊張させたあとに、脱力して筋肉を弛緩させます。このように、筋肉に「力を入れて、抜く」動作をくり返すことで、単に筋肉を弛緩させたときと比べて、より高い筋肉のリラックス効果が得られるのです。

漸進的筋弛緩法を行うと、副交感神経（心身の働きをリラックスさせる自律神経）が優位になり、気分がほぐれます。さらに、動作に集中して行うと、不安や悩みから意識をそらすのにも効果的です。不眠の人の中には、「眠れないのではないか」という不安や焦りで脳が興奮し、余計に眠れなくなってしまうケースも少なくありません。夜中に目が覚めて眠れないときや就寝前に試すといいでしょう。

（白濱龍太郎）

Q 110 漸進的筋弛緩法のやり方をくわしく教えてください。

まず、筋肉に力を入れて、筋肉が緊張した感覚を体感します。次に、緊張した部位の筋肉を弛《し》緩《かん》させ、筋肉の緊張が解けていく感覚を体感します。この動作を各部位ごとにくり返すことで、体がリラックスし、眠りやすくなります。

（白濱龍太郎）

⑧足の下側

爪先まで足を伸ばし、足の下側の筋肉に力を入れて10秒間キープしたら、20秒間脱力。

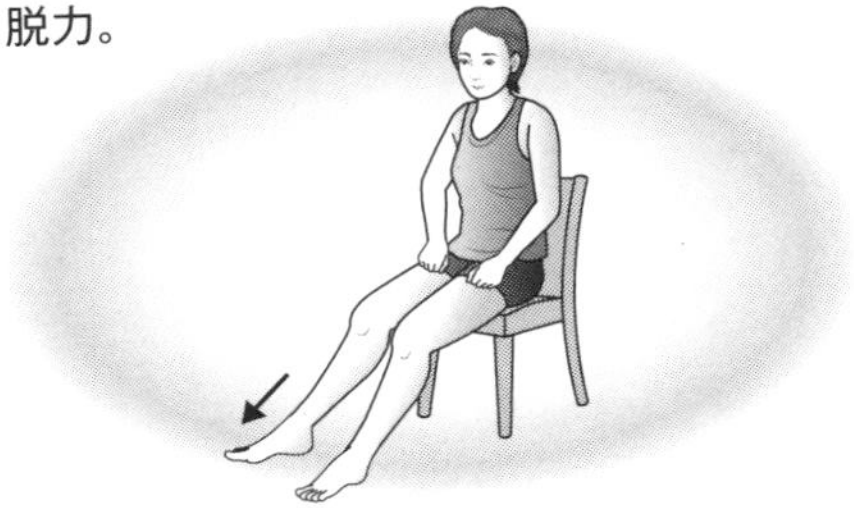

⑨足の上側

足を伸ばして爪先を上に上げ、足の上側の筋肉に力を入れて10秒間キープし、20秒間脱力。

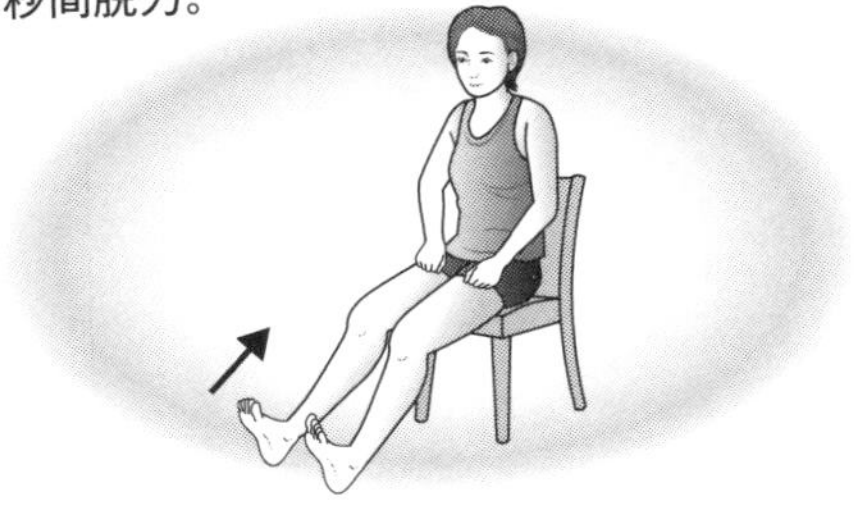

⑩全身

①～⑨までの全身の筋肉を一気に10秒間緊張させ、ゆっくりと力を抜いて20秒間脱力。

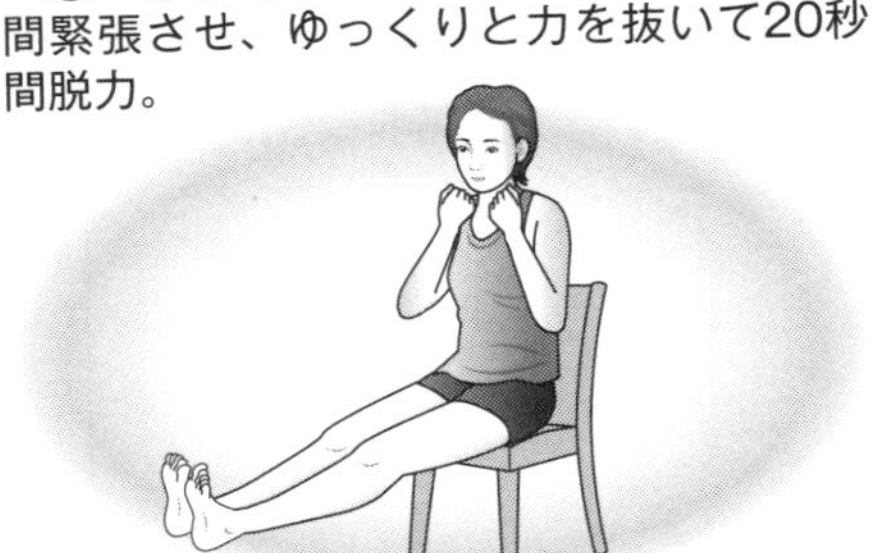

漸進的筋弛緩法のやり方

基本姿勢

背もたれに背中をつけずに浅く腰かけ、両足の間隔は肩幅程度に開く。

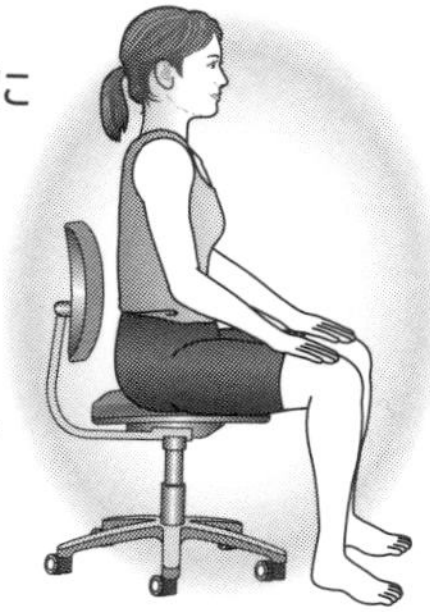

①両手

両腕を伸ばし、手のひらを上にして、親指を曲げて10秒間ギュッと握る。手をゆっくり広げ、ひざの上において、20秒間脱力。

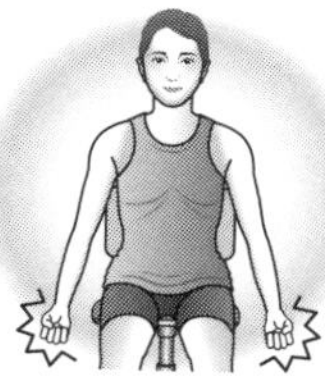

②上腕

力こぶを作るように腕を曲げてわきを締め、10秒間ギュッと力を入れたら、20秒間脱力。

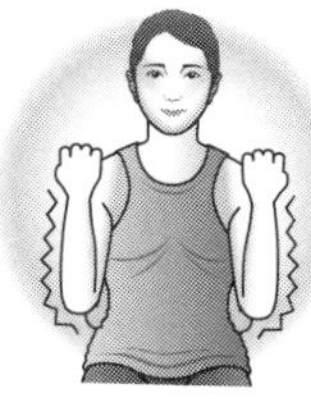

③背中

曲げた腕を外に広げ、肩甲骨を引きつけて10秒間維持し、20秒間脱力。

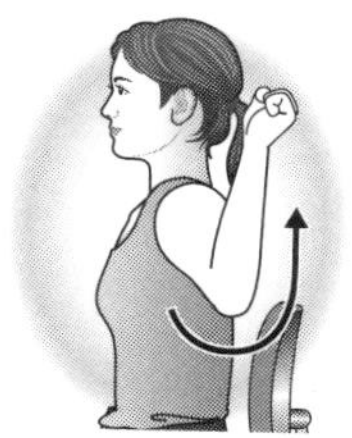

④肩

両肩を上げて10秒間力を入れたら、ストンと落として、20秒間脱力。

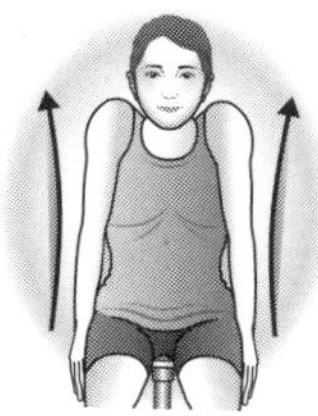

⑤首

右側に首をひねって10秒間力を入れたら、20秒間脱力。左側も同様に行う。

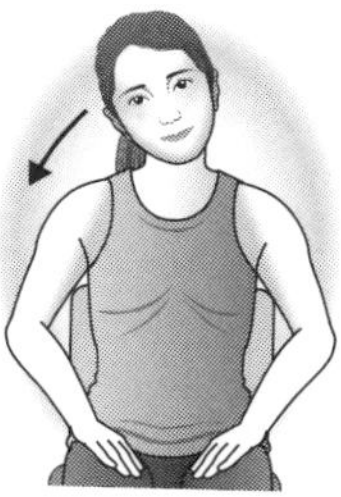

⑥顔

口をすぼめ、顔全体を顔の中心に集めるように力を入れて10秒間キープし、20秒間脱力。

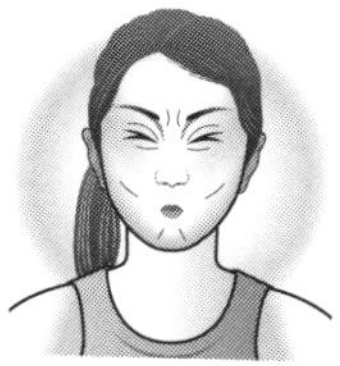

⑦腹部

腹部に手を当て、その手を押し返すように10秒間力を入れたら、20秒間脱力。

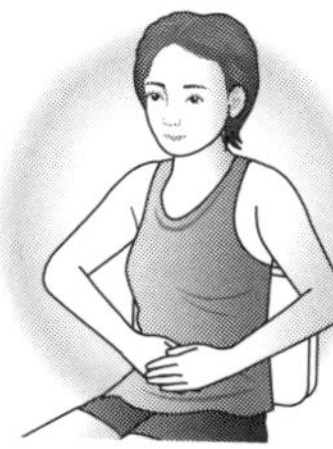

Q111 浅い眠りや早朝覚醒にも効く「ぐっすりストレッチ」があるそうですが、どんな方法ですか？

ぐっすり眠り、朝すっきりと目覚めるためには、ノンレム睡眠（Q5参照）をしっかり取ることが大切です。ノンレム睡眠のときには脳と体が休息モードに入り、心拍数が減って、体温も低くなっています。

私たちの体には、体温が下がると眠くなるというしくみが備わっています（Q106参照）。また、夕方から夜にかけて、自律神経（意志とは無関係に血管や内臓の働きを支配する神経）のうち、心身をリラックスさせる副交感神経が優位に働くようになると、心拍数や血圧が下がり、眠りやすい状態になります。

このような体のしくみを利用したのが「ぐっすりストレッチ」です（やり方はQ112参照）。**ぐっすりストレッチを行うと、体温のリズムが整い、寝床に入るまでの時間に副交感神経が優位に働くようになります。**その結果、朝までぐっすり熟睡できるようになるのです（早朝覚醒《かくせい》・中途覚醒・熟眠障害に有効）。眠気をもたらす効果もあるので、寝つきの悪い入眠障害の人にもおすすめです。

（白濱龍太郎）

Q112 ぐっすりストレッチのやり方をくわしく教えてください。

眠気は体温が高い状態から低い状態に下がるときに起こりますが（Q106参照）、不眠の人の多くは体温の高低差がついていません。「ぐっすりストレッチ」では、いったん体温を上げてから下げることで、体温の高低差を作り出します。

ぐっすりストレッチのうち「首もみストレッチ」と「腕回しストレッチ」は、体温を上げるためのストレッチです。首もみストレッチは、血管の集まる首の後ろにシャワーを当てることで血行をよくし、体温を上げます。腕回しストレッチは、肩甲骨の周囲にあって熱を作り出す働きのある褐色《かっしょく》脂肪細胞を活性化します。**最後に、体温を下げるために「足首曲げ深呼吸」を行います。**こうして三つのストレッチを行うことで、体温に高低差が生まれ、ぐっすり眠れるようになるのです。

ぐっすりストレッチは毎日行うことが大切です。習慣化すると、脳が「ぐっすりストレッチ後には眠りに入る」と学習するので、「パブロフの犬」のように、ぐっすりストレッチをしたあと、自然に眠気が起こるようになるでしょう。

（白濱龍太郎）

ぐっすりストレッチ① 首もみストレッチのやり方

【ポイント】

●寝る1～2時間前に1分間行う。
●首を強くつまんだり、激しく動かしたりせず、優しく行う。
●のぼせや立ちくらみがあった場合は、直ちに中止すること。

【やり方】

①シャワーを固定し、少し熱めのお湯を首の後ろに当てる。

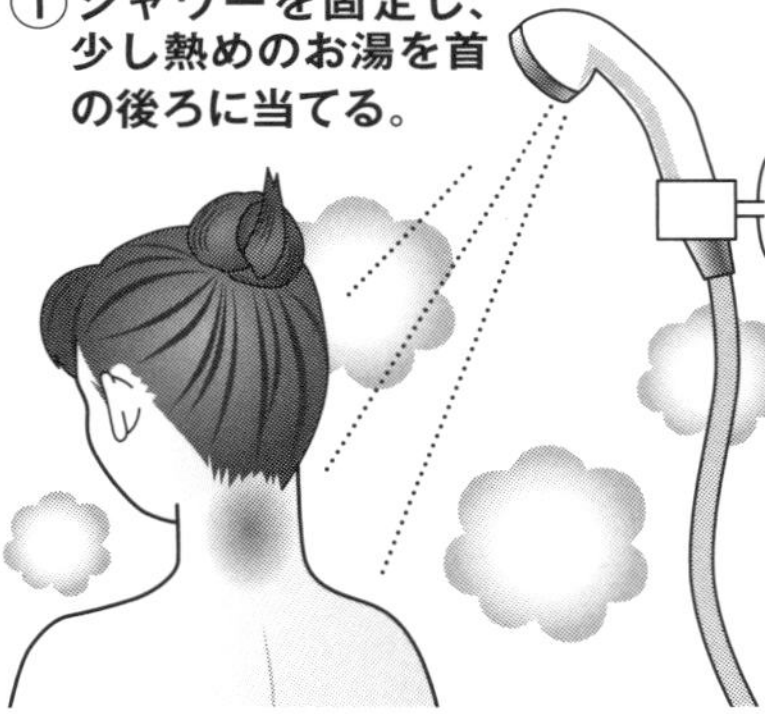

②親指以外の指を組む。

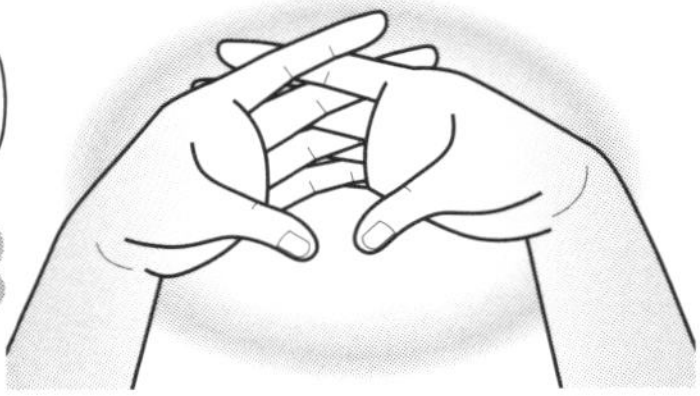

③シャワーのお湯を当てたまま、首の横のくぼみを親指で軽くつまみ、組んだ手を上下にゆっくり動かす。

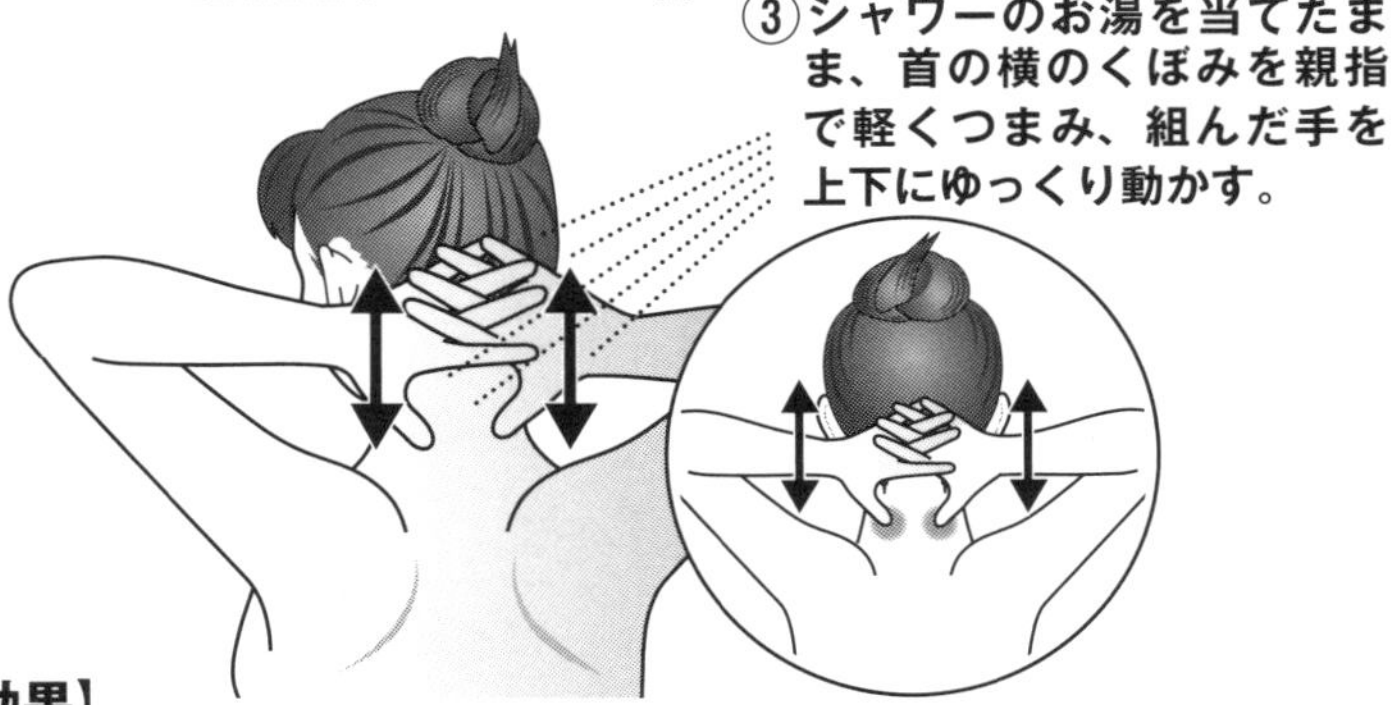

【効果】

●血管が集中している首を温めることで、血行がよくなり、体温が上がる。
●マッサージで首のこりを解消することで、さらに血行がよくなる。また、首の筋肉の緊張がほぐれるので、リラックスできる。

ぐっすりストレッチ② 腕回しストレッチのやり方

【ポイント】

- 寝る準備を整え、布団に入る直前に1分間行う。
- 部屋の電気は消して行う。
- ひじが上がらない人は、肩甲骨を意識しながらできる範囲で行う。

【やり方】

①腕を曲げ、わきを開き、ひじを上にあげる。

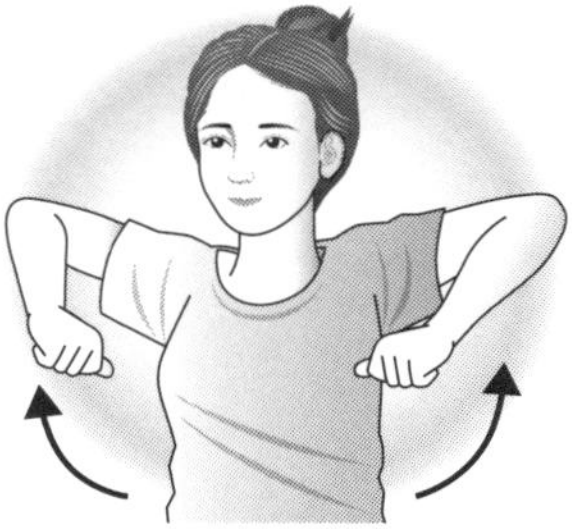

②腕を後ろに向かって大きくゆっくりと回す。

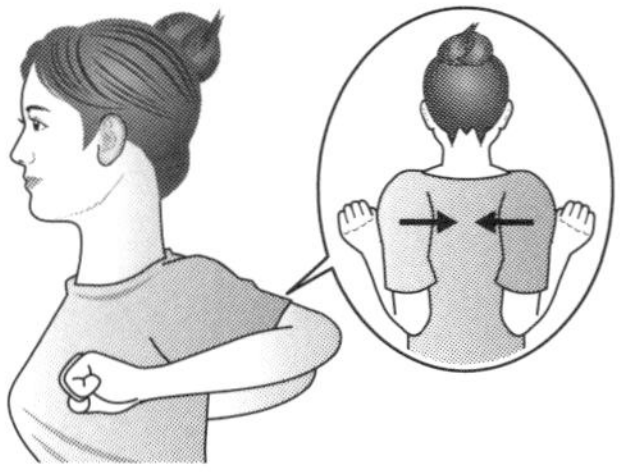

③ひじが体の前にきたら両手を組み、前方に腕を伸ばす。

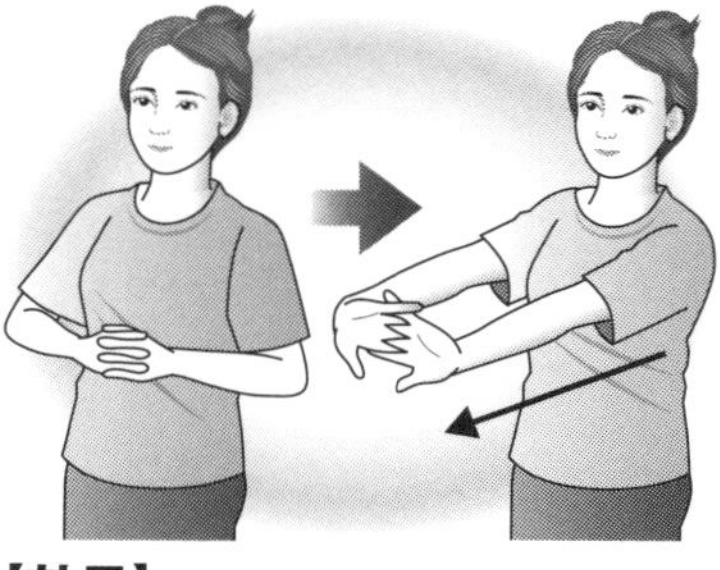

④そのまま両腕を頭の上に上げ、グッと伸ばす。2秒間キープし、腕を下ろす。①～④の動作を1分間に5～6回ゆっくりとくり返す。

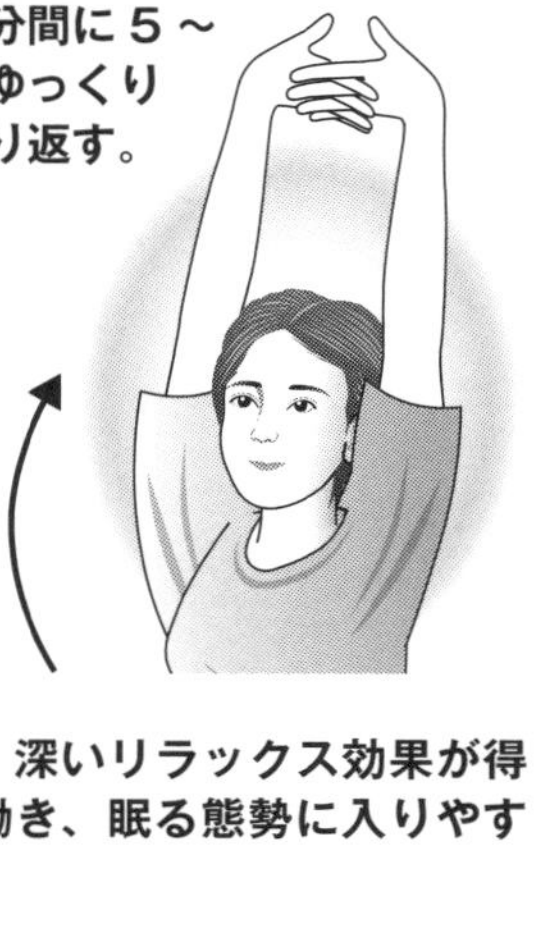

【効果】

- 肩甲骨の周辺にあって熱を作り出す働きのある褐色脂肪細胞が活性化し、体温が上がる。
- 肩甲骨まわりの筋肉の緊張がほぐれると、深いリラックス効果が得られて、自律神経の副交感神経が優位に働き、眠る態勢に入りやすくなる。

ぐっすりストレッチ③ 足首曲げ深呼吸のやり方

【ポイント】

- 寝る直前に布団に入って行う。
- 足首に痛みがある場合は、深呼吸だけ行う。

【やり方】

①鼻からゆっくりと３秒間かけて大きく息を吸うと同時に、足首を手前にグッと曲げる。

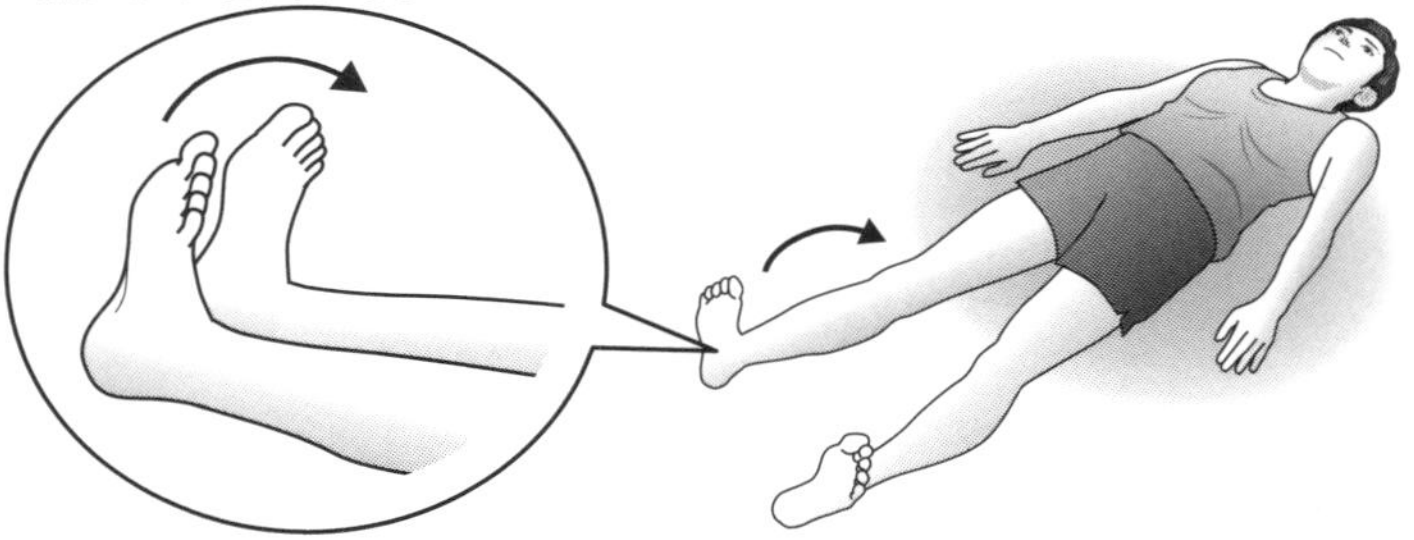

②口をすぼめ、３～５秒間かけてゆっくりと息を吐き切ると同時に、足の力を抜き、足首をもとの位置まで戻す。

③①～②の動作を１分間続ける。

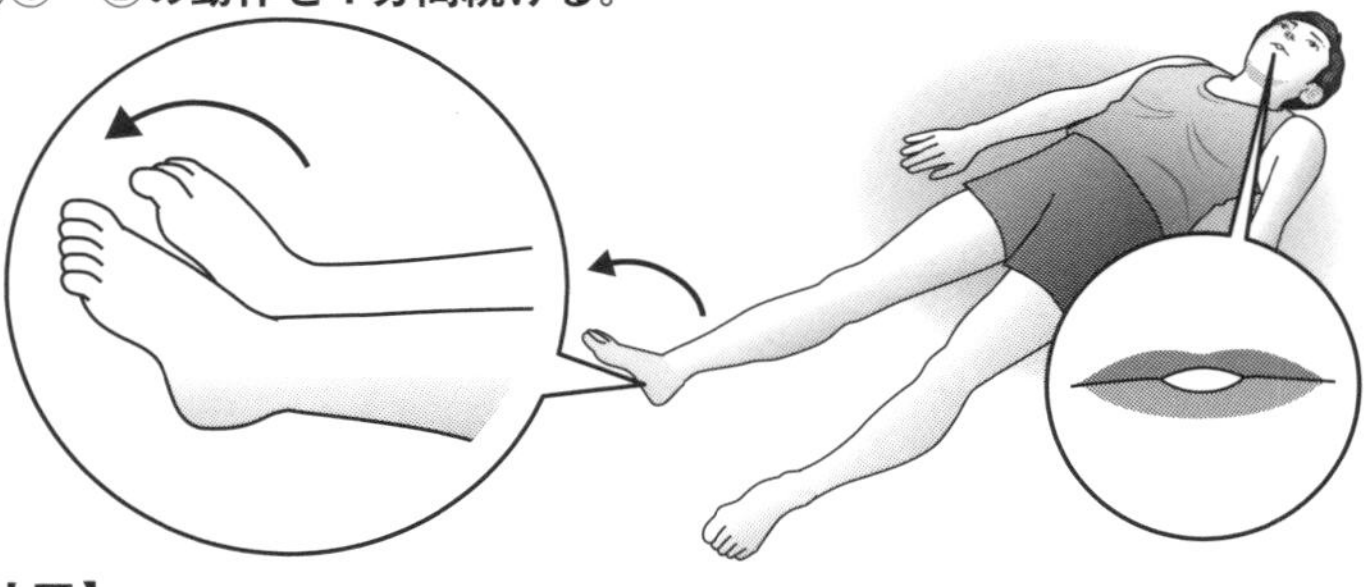

【効果】

- 全身の中で、手足は最も熱を放散しやすい部位。爪先を手前に曲げることでふくらはぎに力が入り、下肢の血行がよくなる。すると、足から熱の放散が活発に行われるようになり、体温が下がりやすくなる。
- 息をゆっくり吐き切ると、副交感神経が優位に働くようになり、眠りやすくなる。

第10章

不眠のセルフケア②
「食事・嗜好品」についての疑問6

Q 113 不眠対策には食事をいつとるかが重要と聞きました。本当ですか？

不眠を防ぐためには、食事は1日3食、なるべく同じ時間に、規則正しくとる必要があります。私たちの睡眠と覚醒《かくせい》のリズムは、体内時計（Q69参照）によってコントロールされています。**決まった時間に食事をとることで、体内時計が整い、睡眠と覚醒のリズムにめりはりがついて、質のいい睡眠につながる**のです。

例えば、毎朝規則正しく、同じ時間に朝食をとっていると、朝食の1時間ほど前から、寝ている最中に胃腸や食道、肝臓などの消化器系の臓器が活発に動くようになり、朝の目覚めが促進されます。

また、食べ物を分解・消化する体内の消化酵素の働きも、体内時計によって調整されています。食事を同じ時間にとれば、いつもの食事の時間に合わせて消化酵素が活性化するので、消化がよくなります。**朝食や昼食をとる時間に決まりはないので、なるべく毎日同じ時間にとるように心がけるといい**でしょう。

ただし、夕食の時間には要注意です。眠るときに胃腸が活発に動いていると、寝つ

寝る前にさけるべき食事

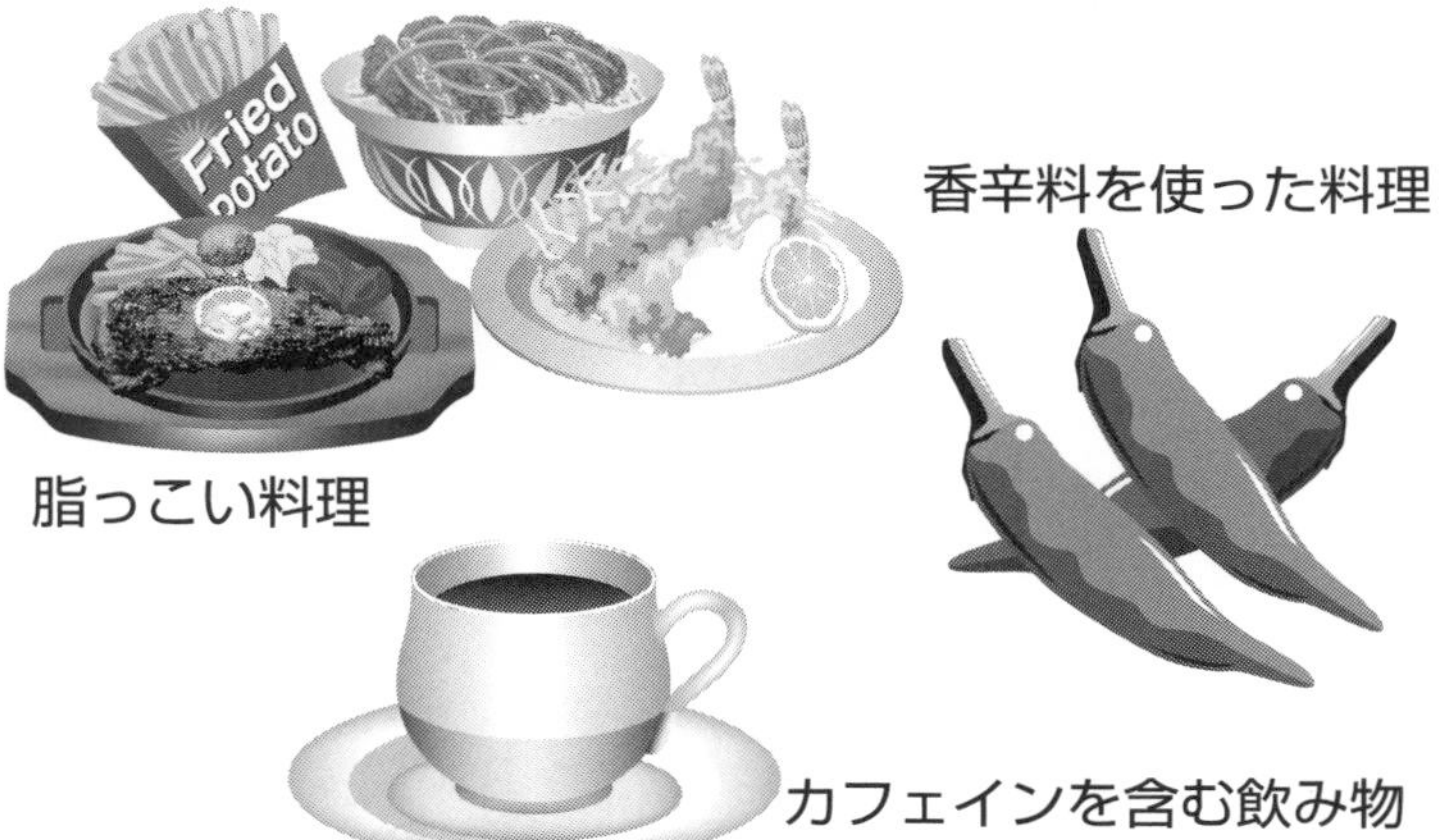
Fried potato
香辛料を使った料理
脂っこい料理
カフェインを含む飲み物

熟睡するためには、寝る３時間前までに食事をとることが大切。どうしても夕食が遅くなる場合は、消化のいい軽食をとる。

きが悪くなったり、眠りが浅くなったりしてしまいます。また、食後すぐに横になると、胃の中の食べ物が食道に逆流することがあります。食道に逆流した胃液は粘膜を傷つけて、逆流性食道炎の原因になってしまうのです。

胃に送り込まれた食べ物は、３時間ほどで消化されます。**夕食は寝る３時間前までにとる**ようにしましょう。

空腹も睡眠を妨げ、不眠を招く原因になります。どうしても夕食が遅くなる場合には、牛乳や軽いスナックなどの消化のいい軽食をとり、脂っこいものや胃もたれするようなもの、辛いものなどをとることはさけましょう。

（小川景子）

Q 114 朝はなかなか食事をとる時間がありません。朝食抜きは不眠に関係しますか？

毎朝きちんと朝食をとることは、脳にエネルギーを補給し、体温を高めて、1日の活動の準備をするためにとても大切です。

毎朝規則正しく、同じ時間に朝食をとっていると、朝食の1時間ほど前から胃腸や食道、肝臓などの消化器系の臓器の活動が活発になるため、朝の目覚めもよくなります（Q113参照）。朝の目覚めがよくなると、睡眠と覚醒《かくせい》のリズムにめりはりがつき、質のいい睡眠につながるのです。

日本人の成人を対象にした研究では、睡眠と覚醒のリズムが乱れている人には、「朝食を食べないことが多い」「朝食の量が少なく、昼食や夕食の量が多い」といった特徴があるという報告もされています。

朝は食欲がないという人は、夕食を食べる時間を見直してみましょう。なるべく夜遅くに食事をとることはさけ、毎朝しっかり朝食を食べるように習慣化していくことが大切です。

（平田幸一）

Q115 寝酒が習慣になっています。よくありませんか？

不眠に悩む人は、眠るために、お酒を飲むことが少なくないようです。眠れないときの対処法についての調査では、日本人男性の約30％以上、女性の約10％の人が、眠るためにお酒を飲んでいることが明らかになりました。

確かにアルコールには、心身の緊張をほぐしてリラックスさせる効果があるので、寝る前に飲むとよく眠れるように感じるかもしれません。しかし、**アルコールには、摂取後数時間たつと眠りを浅くする作用があるため、朝早くに目が覚める早朝覚醒《かくせい》（Q19参照）が起こりやすくなります。**そのほか、**利尿作用もあるので、夜中に尿意を感じて目が覚める中途覚醒（Q18参照）を招くこともあります。**

さらに、寝酒が習慣化すると、脳がアルコールに慣れてしまうため、飲んでも眠りにくくなり、飲酒量がさらに増えるという悪循環に陥ってしまう人も少なくありません。寝る前にお酒を飲むのはさけましょう。

特に、睡眠薬を服用している人は、絶対にアルコールを摂取しないでください。副作用を招く可能性が高く、とても危険です（Q92参照）。

（平田幸一）

Q 116 カフェインが含まれるコーヒーは、寝る何時間前なら飲んでもいいですか？

コーヒーを飲むと頭がすっきりするのは、これに含まれているカフェインに覚醒《かくせい》作用があるからです。

私たちの体は、脳内のアデノシン受容体という部分に、アデノシンという物質が結合することで、脳の興奮を抑えるしくみになっています。ところが、カフェインはこの受容体に結合してアデノシンの働きを妨げてしまいます。その結果、脳が興奮・覚醒して、寝つきが悪くなったり、眠りが浅くなったりしてしまうのです。

カフェインの覚醒作用は摂取してから30分ほどで働きはじめ、この作用は3〜4時間持続します。例えば、ふだん午前0時に寝ている人が午後8時以降にコーヒーを飲むと、いつもどおりに寝床に入っても、眠れなかったり、途中で目が覚めたりしやすくなるので要注意です。

また、カフェインには利尿作用もあり、尿意のせいで夜中に目が覚めることもあります。**夕方以降のカフェイン摂取はなるべくさけましょう。**

（平田幸一）

Q117 緑茶にもカフェインが含まれますが、夜は飲まないほうがいいですか？

カフェインは、コーヒーや紅茶、ウーロン茶、緑茶、さらに意外なところでは栄養ドリンク、チョコレート、ココア、コーラなどにも含まれています。**カフェインには覚醒《かくせい》作用があるので、寝る前には極力さけるべきでしょう**（Q116参照）。

どうしても飲みたい場合は、緑茶がおすすめです。緑茶に含まれるテアニンという成分には、カフェインの覚醒作用を抑える働きがあるからです。また、テアニンは、自律神経（意志とは無関係に血管や内臓の働きを支配する神経）のうち、心身の働きをリラックスさせる副交感神経を優位にすることもわかっています。

緑茶のテアニンを効率よくとるには、茶葉の選び方も重要になります。緑茶の中でも、**玉露や抹茶《まっちゃ》には**テアニンが多く含まれているので、おすすめです。

緑茶を入れるさいは、**冷水または30～40度Cのぬるま湯で、じっくり時間をかけて入れるようにしてください。**こうすれば、緑茶のテアニンを多く抽出し、カフェインの抽出量を減らすことができます。

（白濱龍太郎）

Q118 ホットミルクを飲むと眠りやすくなると聞きますが、本当ですか？

牛乳には、トリプトファンというアミノ酸（たんぱく質の構成成分）が含まれています。トリプトファンは、不安や緊張を取り除き、自律神経（意志とは無関係に血管や内臓の働きを支配する神経）を整えるセロトニン（Q105参照）というホルモンの原料になります。そして、セロトニンを原料にして、眠気をもたらすメラトニン（Q4参照）というホルモンが作られます。

そのため、ホットミルクは「眠りをもたらす飲み物」といわれてきました。

しかし、牛乳に含まれるトリプトファンは微量です。牛乳を飲んだからといって、眠りやすくなるわけではありません。温かい飲み物を飲むとホッとすると感じる人が多いと思いますが、そういった意味ではリラックス効果が期待できるでしょう。

ホットミルクには覚醒《かくせい》作用のあるカフェインが含まれていないので、寝る前に飲んでも全く問題ありません。そのほか、寝る前の飲み物としては、カフェインを含まず、香りにリラックス効果のあるハーブティーもおすすめです。

（平田幸一）

第11章

不眠のセルフケア③
「睡眠習慣・環境」についての疑問14

Q119 朝起きたら太陽光を浴びるといいと聞きました。なぜですか？

人間の体は、体内時計（Q69参照）の働きによって、意識しなくても朝に目が覚め、夜に眠るしくみになっています。私たちは1日24時間のリズムで生活していますが、体内時計の周期は24時間よりも少し長く設定されています。この体内時計のズレを修正してくれるのが、太陽光です。

起床後に太陽光を浴びると、体内時計がリセットされ、眠気をもたらすメラトニン（Q4参照）の分泌《ぶんぴつ》が抑制されて、体が活動的になります。そして、体内時計がリセットされてから15～16時間後には、メラトニンの分泌量が増えて、眠気が起こります。

このように**太陽光を浴びることで、体内時計が調整されて、1日24時間のリズムで生活できるしくみになっている**のです。

そのため、**朝起きたときに太陽光を浴びるのは、不眠の改善に有効です**。ただし、早朝覚醒《かくせい》の人（Q72参照）は、太陽光によって症状が悪化する可能性があるので、起きてすぐの早朝から太陽光を長時間浴びないように注意してください。

（小川景子）

Q120 寝る前にコップ1杯の水を飲むのがいいとは本当ですか？

私たちの体は、睡眠中に体温が約1度C下がることで深い眠りに就くことができるしくみになっています。このとき、体温の低下を助けるのが大量の寝汗です。汗をかくことで体温が下がり、より深く眠れるようになっているのです。

「トイレに行きたくなるから水を飲まない」という人も多いようですが、寝汗をかくと大量の水分が失われるため、睡眠中に脱水症状に陥ってしまいます。**熟睡するため**にも、寝る前には、コップ1杯の水を飲むのがおすすめです。

（小川景子）

Q121 目覚まし時計で起こされるせいか寝た気がしません。自然に起きられる方法はありますか？

「自己覚醒《かくせい》」という方法を身につけると、起きたい時間の20分前後に目覚めることができるようになります。自己覚醒とは、目覚まし時計などを使わず、「この時刻に起きよう」と決意することで、予定時刻に目を覚ます方法です。

広島大学の林光緒《はやしみつお》教授らの研究グループは、自己覚醒の訓練の効果と、日中に及ぼす影響について試験を行っています。

試験では、朝、目覚まし時計や家族に頼って起きている大学生11人に1週間、自己覚醒の訓練をしてもらい、活動量計（Q38参照）を使って就床・起床時間を計測しました。なお、自己覚醒の成績は、予定時刻の前後30分の範囲内で覚醒すれば成功としています。

その結果、訓練開始の1日めでは64％、3日めでは73％、7日めでは82％の人が自己覚醒に成功しました。こうした研究結果から、**やる気さえあれば、多くの人が目覚まし時計に頼らなくても、自分の力で起床できる**ようになることがわかります。

また、この試験では、目覚まし時計を使って覚醒したとき（強制覚醒）と、自己覚醒をしたときの日中の覚醒度や眠気の度合いなども比較しています。その結果、強制覚醒したときよりも、自己覚醒したときのほうが、日中の眠気や疲労感が少なく、午後の生活の質も高い状態を維持していました。

自己覚醒のやり方は簡単で、夜寝るときに「明日は何時に起きよう」と思うだけです。誰でもできる手軽な方法なので、ぜひ試してみてください。

（小川景子）

Q122 前の晩になかなか寝つけなかった場合は、起床時間を遅らせてもいいですか？

前の晩の寝つきが悪かったからといって、次の日に遅くまで寝ている人が多く見られます。しかし、**どんなに就寝時間が遅くなっても、起床時間を遅らせるのはやめましょう。不眠を悪化させる原因になってしまうからです。**

私たちの睡眠と覚醒《かくせい》のリズムは、体内時計（Q69参照）によってコントロールされており、体内時計は、毎朝太陽の光を浴びることでリセットされるしくみになっています（Q119参照）。起床時間が遅くなると、太陽光を浴びる時間帯も遅くなります。すると、体内時計のリズムが乱れて、眠る準備に入る時間も遅くなり、夜にまた眠れなくなるという悪循環を招いてしまうのです。**前の晩なかなか寝つけなかった場合は、「遅寝・早起き」を心がけると、体内時計が整い、不眠の改善に役立ちます。**

また、仕事をしている場合は、平日の睡眠不足を補おうとして、休日に寝だめをしている人が多いかもしれません。しかし、体内時計のリズムをくずさないためには、休日の起床時間も、できるだけ平日と同じにすることが大切です。

（平田幸一）

Q123 夜眠れなくて日中に眠たくなる場合は、昼寝をしてもいいですか？

不眠でなくても、昼食後に眠くなることはよくあります。これは、私たちの体が、午後に眠くなるという体内時計（Q69参照）を備えているからです。

最近の研究では、**昼食後から15時くらいまでの間に15～20分程度の昼寝をすると、眠気が和らぎ、そのあとの時間をすっきり過ごせるようになることがわかっています。**ただし、寝床に入って昼寝をしたり、長時間の昼寝をしたりすると、眠りが深くなって目覚めにくくなるうえ、夜に眠れなくなってしまうので要注意です。

昼寝をするときは、机に突っ伏したり、ソファに寄りかかったりして、**寝床に入らず眠るようにしてください。また、昼寝は30分以内にとどめ、15時以降は眠たくなっても我慢しましょう。**

どうしても眠気が消えない人は、就寝4時間前より早ければ、コーヒーや紅茶、緑茶など、覚醒《かくせい》作用のあるカフェインを含む飲み物が、眠気をやりすごすことに役立ちます。外に出て、太陽光を浴びたり少し歩いたりするのもおすすめです。（平田幸一）

Q124 寝つきがよくなる入浴法はありますか？

就寝の1・5〜3時間前に、40度C以下のぬるめのお湯にゆっくりつかるといいでしょう。私たちの体は、体温が下がったときに眠気が起こります（Q106参照）。入浴すると、いったん体温が上がり、その後、上昇した反作用で、体温がゆっくり下がっていくため、ちょうど就寝する時間に眠気が起こりやすくなるのです。

さらに、ぬるめのお湯につかると、自律神経（意志とは無関係に血管や内臓の働きを支配する神経）のうち、心身をリラックスさせる副交感神経が優位になります。

私たちの体は通常、眠りに就くときには、交感神経（心身の働きを活発にする自律神経）が優位な状態から、副交感神経が優位な状態へ切り替わるしくみになっていますが、不眠の人の多くはこの切り替えがうまくできません。

ぬるめのお湯で入浴すると、副交感神経が優位になるので、心身がリラックスし、血圧や心拍数、呼吸数も低下して、眠りやすくなります。

ただし、熱いお湯で入浴すると、逆に寝つきが悪くなるので、お風呂《ふろ》の温度には注意してください。

（白濱龍太郎）

Q125 脳の温度を下げれば寝つきがよくなると聞きました。いい方法はありますか？

人間の体には体内時計（Q69参照）が備わっており、脳や体の休息が必要な時間帯になると、眠りの準備が始まるようになっています。

通常、夜になると私たちの手足は温かくなり、血管が開いて熱を放散し、体温が下がります。**体温が下がると、脳の温度も下がって、眠気が起こるしくみになっている**のです。ところが、不眠症の人は、体から熱をうまく逃がすことができず、体温や脳の温度が下がりにくくなっていることが少なくありません。

眠る前に体温を下げるためには、**冷たいおしぼりを握ったり、手足に当てたりするといいでしょう**。こうすれば、気化熱で体温が下がりやすくなります。

また、**脳の温度を効率よく下げる方法があります**。それが、**冷たい水枕《みずまくら》**です。

水枕と睡眠の関係については、広島大学の林光緒《はやしみつお》教授らの研究グループが試験を行っています。この試験は、ふだん寝つくまでの時間が30分以上かかる大学生を対象に行われました。まず、室温と同じ26度Cの水枕で眠ってもらい、寝つくまでの時間（入

眠気が起こるしくみ

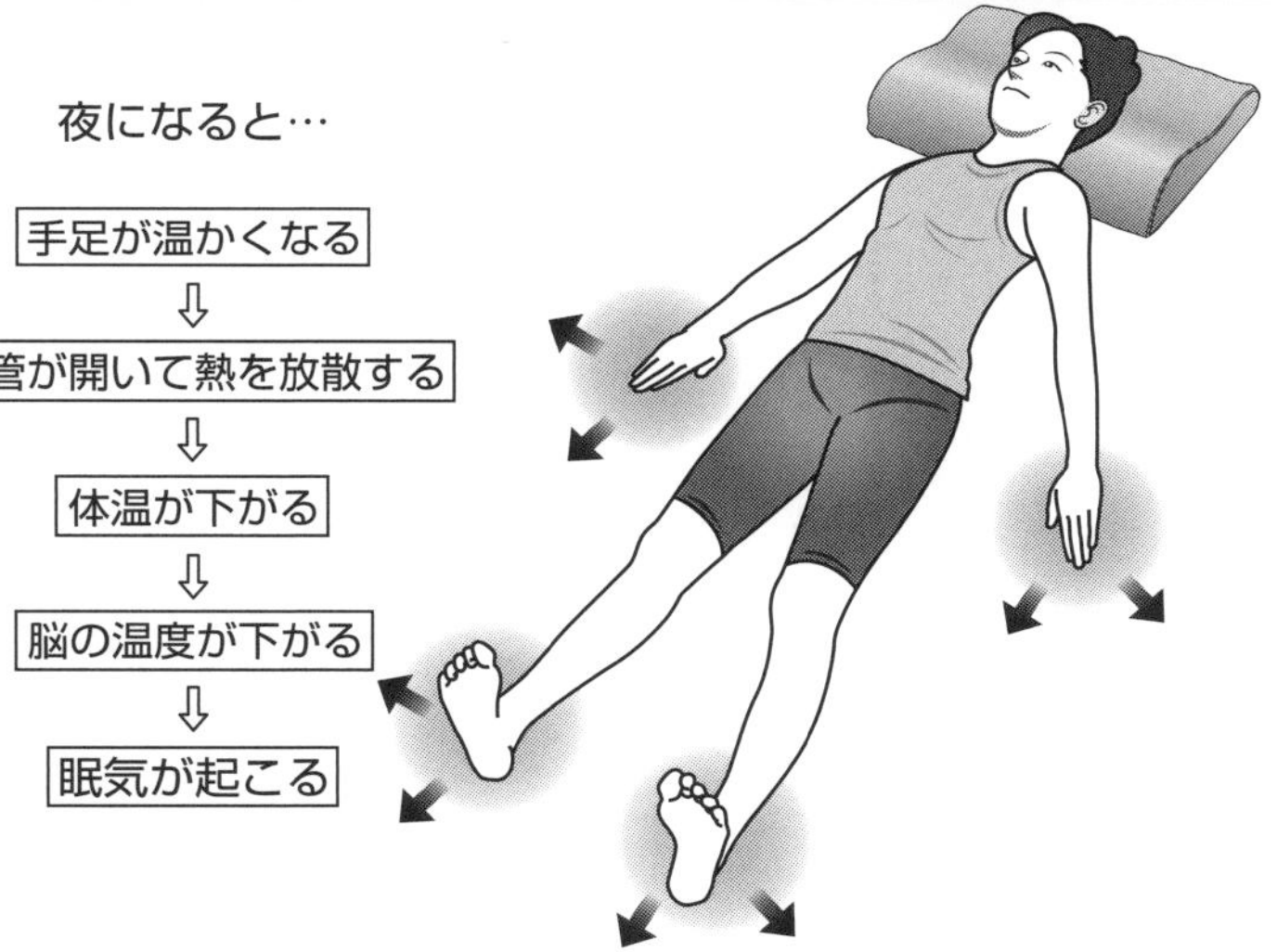
夜になると…
手足が温かくなる
⇩
血管が開いて熱を放散する
⇩
体温が下がる
⇩
脳の温度が下がる
⇩
眠気が起こる

眠時間）を睡眠ポリグラフ検査（Q33参照）で計測しました。その結果、眠るのにかかった時間は、19分24秒でした。

次に、16度Cに調整した氷水入りの水枕（冷却枕）で同様に寝てもらい、睡眠ポリグラフ検査で入眠時間を計測しました。すると、寝つくまでの時間は8分54秒と、以前に比べて10分30秒も短縮していたのです。このように、冷却枕を使って寝ると、脳の温度が下がりやすくなり、寝つきがよくなると考えられます。

冷たい水枕を用意できない場合は、軽くしぼったおしぼりをポリ袋に入れて冷凍し、タオルに包んで通常使っている枕に置いて寝るのもいいでしょう。

（小川景子）

Q 126 アロマテラピーは不眠にいいと聞いたのですが、どんなアロマがおすすめですか？

アロマテラピーは、植物から抽出したエッセンシャルオイル（精油）の香りを楽しむものです。**寝る前に利用することで、心身のリラックスに役立ちます。**

香りにはいろいろな種類がありますが、不眠の人におすすめなのは、**ラベンダー、カモミール、ネロリ、ゼラニウム、マジョラム、オレンジ**などです。ただし、香りは好みに個人差もあるので、使うときは自分で実際に香りを確かめて、自分がリラックスできる香りを選ぶといいでしょう。

香りを楽しむときは、一般的にアロマポットやアロマライト、アロマディフューザーなどを使います。ほかにも、ティッシュペーパーやハンカチなどに精油を数滴垂らし、枕元《まくらもと》に置いておく方法があります。精油を使うのがめんどうなら、市販のアロマキャンドルを利用してもいいでしょう。

また、お風呂《ふろ》の湯船に精油を数滴垂らすのもおすすめです。入浴とお気に入りの香りの相乗効果でリラックスしやすくなります。

（白濱龍太郎）

心身のリラックスに役立つ香り

ラベンダー	甘く、心安らぐ香り 心身をリラックスさせる
カモミール	リンゴのような香り 不安、怒り、緊張などを鎮静させる
ネロリ	オレンジの花の香り 興奮した気持ちを鎮める
ゼラニウム	バラのような甘い香り ストレスや不安を緩和する
マジョラム	ややスパイシーなハーブ調の香り 精神を鎮めてストレスを和らげる
オレンジ	オレンジのさわやかな香り 緊張をほぐし、リラックスをもたらす

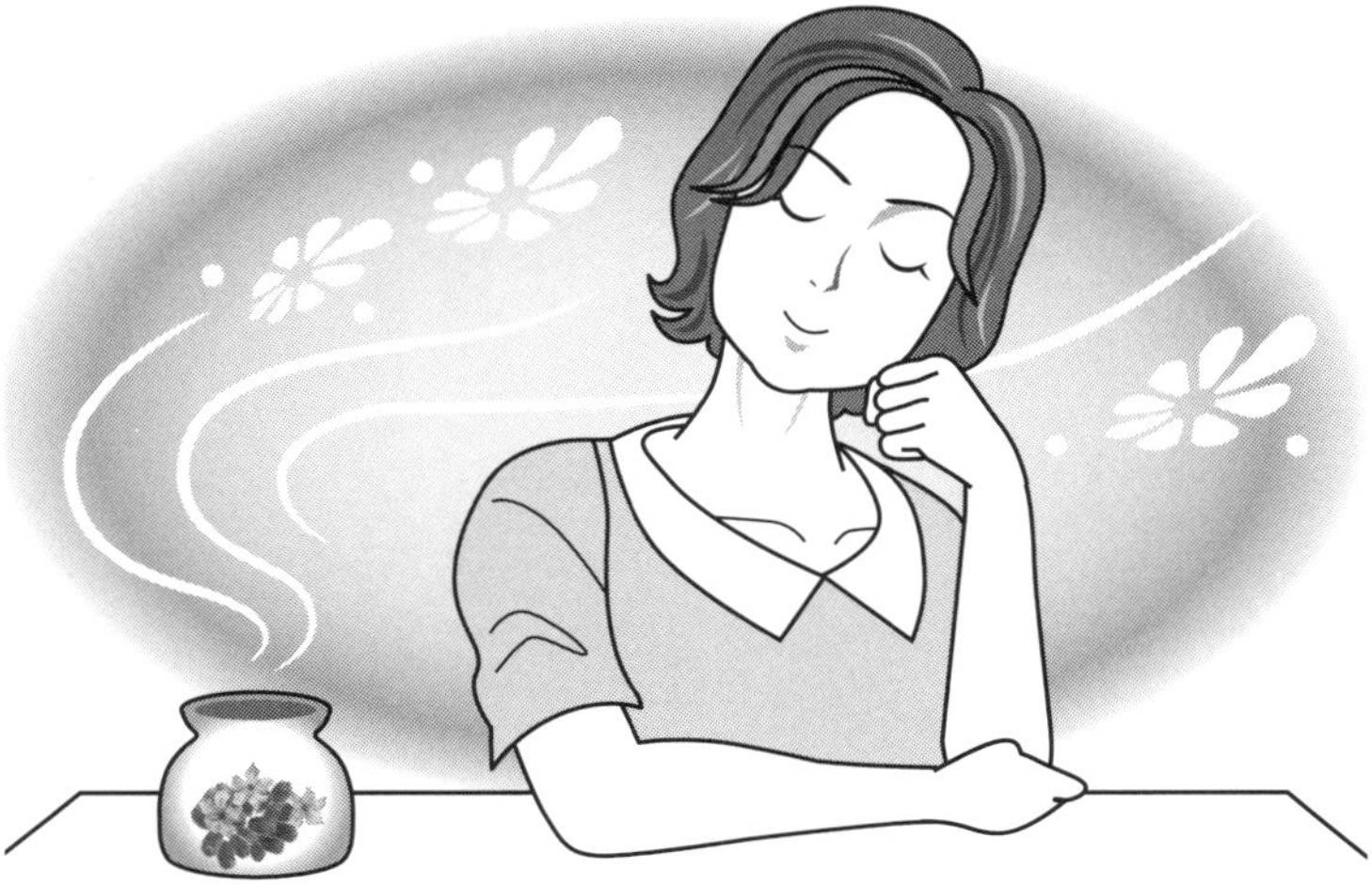

Q 127 寝る前に音楽を聴いてもいいですか？聴くならどんな音楽がいいですか？

自分にとって心地よく、リラックスできる音楽なら、就寝前に聴くことによって眠りを誘う助けになります。**自分が好むリラックスできる曲を選ぶのが基本です。**もちろん、気分が高揚《こうよう》・興奮するような曲は眠りの妨げになるので、さけましょう。

そのほか、**α《アルファ》ミュージックやヒーリングミュージックと呼ばれる音楽もおすすめです。**αミュージックのαは「α波」のことで、脳がリラックスしているときに出る脳波の一種です。音楽を聴くことによって、α波を引き出すような環境に導くのがαミュージックやヒーリングミュージックです。

ただし、**音楽は寝室とは別室で聴くようにしてください。**不眠の人は、「寝室↓眠れない場所」というイメージが定着し、寝室に行っただけで眠気が飛ぶ「条件不眠（Q41参照）」になっていることも少なくありません。改善には、「寝室↓眠る場所」というイメージを定着させることが大切です。音楽は別室で聴いてゆったりとくつろぎ、眠気を感じてから寝室に行くようにしてください。

（白濱龍太郎）

Q128 寝るときの部屋の明るさや室温は、どの程度にしたらいいですか？

一日の生活に明るさのめりはりがあると、質のいい睡眠につながります。朝は太陽光を浴び、日中は明るい場所で過ごし、夜は強い光を浴びないようにしましょう。

一般に、**寝室の明るさは、おぼろげに物が見える程度**（20～30ルクス）がいいとされています。ただし、眠りやすい明るさには個人差があるので、寝室全体の照明は消し、スタンドライトやフットライトなどで明るさを調節するのがおすすめです。

快適な睡眠につながる**寝床内の温度は約33度C、湿度は50％前後**です。エアコンや加湿器などを利用して、快適な温度や湿度に調節しましょう。

夕方から夜にかけて強い光を浴びると、体内時計（Q69参照）が後ろにずれ、眠気が起こる時間帯が遅れてしまいます。なかなか眠れない人は、**夜は室内の照明を弱くしたり、暖色系の照明を使ったりすることを心がけましょう。**

また、テレビやパソコン、スマートフォンなどの画面からの光を浴びると寝つきが悪くなるので、就寝前には控えるようにしてください。

（白濱龍太郎）

Q129 熟睡するためには、どんな寝具を選んだらいいですか？

まず、マットレスや敷き布団は、適度な硬さが必要です。私たちは睡眠中、体に負担がかからないように寝返りを打っていますが、マットレスや敷き布団が柔らかすぎると体が沈み込み、寝返りが打ちにくくなります。スムーズに寝返りが打てないと、自律神経（意志とは無関係に血管や内臓の働きを支配する神経）のうち、心身を活発にする交感神経が優位になり、中途覚醒《かくせい》しやすくなるので要注意です。ただし、硬すぎても体が痛くなることがあるので、自分に合った適度な硬さのものを選びましょう。かけ布団も、寝返りを打ちやすいような軽めのものがおすすめです。

枕《まくら》については、高さと幅に気をつけるといいでしょう。枕が高すぎると、気道が圧迫され、眠りが浅くなってしまいます。あおむけに寝た場合は、頸椎《けいつい》（背骨の首の部分）から肩にかけてS字のカーブが維持できるもの、横向きに寝た場合は、頭から背骨にかけてまっすぐな姿勢を維持できるものが最適です。枕の横幅は、頭3個分ほどあるものを選ぶと、寝返りが打ちやすくなります。（白濱龍太郎）

Q130 布団の中で羊の数をかぞえるのは意味がありますか？

不眠の人は「眠れない」という不安や焦りで脳が興奮し、余計に眠れなくなってしまうことも少なくありません。不眠に対する不安やこだわりがあると、かえって寝つくのに時間がかかったり、夜中に目が覚めてしまったりするという悪循環を招くのです。**「羊の数をかぞえる」といった、数をくり返しかぞえる方法は、気分転換にはなるので、これによって寝つきやすくなる人はいるでしょう。**

ほかにも、ストレッチをしたり、音楽を聴いたり、好きな香りをかいだりするなど、気分転換をする方法はたくさんあります（Ｑ１０４参照）。

特に現代のストレス社会では、日常生活の中で、心身ともに過度の緊張を強いられることが少なくありません。心身の緊張が解消されずに夜まで続いていると、なかなか寝つけなかったり、眠りが浅くなったりします。

こうした問題を解消するには、羊の数をかぞえる方法にかぎらず、**個人に合った気分転換やリラックスできる方法を見つけて実践することが大切です。**

（白濱龍太郎）

Q 131 眠れないときは寝床で本を読んでいますが、これはおすすめできる方法ですか？

読書は、リラックスするための方法としては有効ですが、**寝床で本を読むのはおすすめできません。**条件不眠（後述）を悪化させる可能性があるからです。

不眠の人は、寝床に入っても眠れない経験を何度もくり返しています。すると、「寝室→覚醒《かくせい》（不眠）」と頭の中で条件づけられてしまい、寝床に入ると、条件反射のように目が覚めて眠れなくなります。これを「条件不眠」といいます（Q41参照）。

条件不眠を防ぐには、「寝室→覚醒（不眠）」を「寝室→睡眠」に戻す必要があります。具体的には、「寝室は眠るだけの場所」というルールを作ることが大切です。**眠れないときは別室に移動し、本当に眠くなるまでは寝室に行かないようにしましょう。読書をするさいも、別室で読む**ようにしてください。こうして「寝室→睡眠」の条件づけが回復させられれば、寝床に行くだけで自然と眠れるようになります。

ワンルームで暮らしている場合は、就寝前は照明を明るくし、姿勢を正して過ごすようにして、寝るときとめりはりをつけるといいでしょう。

（白濱龍太郎）

Q132 寝つきがよくなる姿勢はありますか？

寝つきをよくするためには、自律神経（意志とは無関係に血管や内臓の働きを支配する神経）のうち、心身をリラックスさせる副交感神経を優位にする必要があります（Q111参照）。また、体温を下げることも大切です（Q106参照）。

就寝中に体の一部が圧迫されていると、交感神経（心身を活発にする自律神経）の緊張を招くため、眠りが浅くなります。また、圧迫により血行が悪くなると、手足から熱をうまく放散できないため、体温が下がらず、寝つきにくくなります。

寝つきをよくするためには、**体を圧迫しない、あおむけの「大の字」の姿勢**で寝るのがおすすめです。手足を広げて寝るので、体に熱がこもりにくく、体温も下がりやすくなります。

ただし、この姿勢は、睡眠時無呼吸症候群（Q80参照）の患者さんやいびきをかきやすい人には、おすすめできません。あおむけに寝ると、舌がのどの奥に落ち込んで気道が狭くなってしまうからです。**いびきや睡眠時無呼吸を自覚している人は、気道の閉塞《へいそく》を防ぐために、横向きで寝る**ようにしましょう。

（白濱龍太郎）

不眠
睡眠負債・睡眠時無呼吸
不眠症治療の名医が教える
最高の治し方大全

2021年１月19日　第１刷発行

編 集 人　小俣孝一
シリーズ統括　石井弘行　飯塚晃敏
編　　集　わかさ出版／前薗成美
編集協力　唐澤由理
　　　　　菅井之生
　　　　　髙森千織子
装　　丁　下村成子
イラスト　デザイン春秋会
D T P　クリエイティブ・コンセプト
発 行 人　山本周嗣
発 行 所　株式会社文響社
　　　　　〒105-0001　東京都港区虎ノ門2丁目2－5
　　　　　　　　　　　共同通信会館9階
　　　　　ホームページ　https://bunkyosha.com
　　　　　お問い合わせ　info@bunkyosha.com
印刷・製本　中央精版印刷株式会社

ISBN978-4-86651-331-7

本書は専門家の監修のもと安全性に配慮して編集していますが、本書の内容を実践して万が一体調が悪化する場合は、すぐに中止して医師にご相談ください。また、疾患の状態には個人差があり、本書の内容がすべての人に当てはまるわけではないことをご承知おきのうえご覧ください。